U0308660

读《黎庇留医案》

黎庇留 著案

贠克强 读说

中国中医药出版社

·北京·

图书在版编目（CIP）数据

读《黎庇留医案》/ 黎庇留著案；负克强读说 . —北京：中国
中医药出版社，2017.5（2018.2重印）

（毓涵斋中医夜话）

ISBN 978-7-5132-4089-5

Ⅰ.①读…　Ⅱ.①负…　Ⅲ.①医案—汇编—中国—近代

Ⅳ.① R249.5

中国版本图书馆 CIP 数据核字（2017）第 059482 号

中国中医药出版社出版

北京市朝阳区北三环东路 28 号易亨大厦 16 层
邮政编码　100013
传真　010 64405750
廊坊市三友印务装订有限公司
各地新华书店经销

开本 880×1230　1/32　印张 5.25　字数 97 千字
2017 年 5 月第 1 版　2018 年 2 月第 2 次印刷
书号　ISBN 978 - 7 - 5132 - 4089 - 5

定价　39.00 元
网址　www.cptcm.com

如有印装质量问题请与本社出版部调换
版权专有　侵权必究

社长热线　010 64405720
购书热线　010 64065415　010 64065413
微信服务号　zgzyycbs

书店网址　csln.net/qksd/
官方微博　http://e.weibo.com/cptcm
淘宝天猫网址　http://zgzyycbs.tmall.com

内容提要

本书为《毓涵斋中医夜话》之一。是克强先生读《黎庇留医案》（简称《黎案》）之分解、之申说。

医者读案，一人有一人的读法，一人有一人的理解。克强先生读《黎案》，即会于心，悟于神，把黎氏经方运用之圆机活法、通权达变，通过其"方机对应"之学术，活脱脱地展现于读者面前，使案中"云遮雾罩"之处一下通透起来；而对于原案中可商榷之处，为读者考虑计，亦非随声附和，而总是申张己意。

克强先生更以黎案为切入点，以其独特之视角，纵横裨阖，娓娓道来，而倡经方之根本，明经方之道术。可见，此册"黎案之读说"，更是克强先生研用经方之心得、日趋成熟之思想，读者尤可观也。

仝序

克强医师，是我在微博上认识的一位同道中人；虽未谋面，但其医话医案及专论，我在微博时有浏览，常有耳目一新之感。这次较为完整地披阅了他的"夜话"系列，对他的学术和临床，便有了较为全面的了解。

克强医师坚守基层中医诊疗将及三十年。他习读典籍，远求诸贤，近取各家，验于临床，耽于思考，坚持总结，不论学术思想，还是临床实践，都取得了实实在在的成果。这在当下尤显难能可贵。

看克强医师的"夜话"系列，形式上有短文、有长篇、有专论、有概述，词章典雅，生动活泼；内容上剖经典、说经方、参自然、示案例、述病机、谈诊治、晓方药，视角独特，视野开阔，读来不仅有补于学术与临床，还有神心之享受。

克强医师的中医功底扎实，悟有独到；长处基层，思想未有羁绊，且熟稔传统文化和哲理思辨，对医理之提炼，可谓精准到位。如他把机体内物质、功能、心神等构筑的整体生理状态，概括为"内生态"，一是有别于体外之生命环境，二来便有动态平衡的涵义在里面。他提出的"天人合一、对立统一、动态平衡、一气周流思想下的辨机论治观"，是他长期于中医学术探讨过程中，充分采纳传统哲学思想、紧密结合自身临床实践涵养蕴育而成。以"天人合一"为首者，意在机体的生命活动首先不能脱离和违背自然规律而存在；"一气周流"则是机体的最佳生命状态；而"对立统一、动态平衡"则是"一气周流"的根本保障。如果此四者是指导思想和衡量旨归的话，则"辨机论治"就是诊治过程中的具体落实；认为"机"有别于"证"这个特定阶段下的主要病理状态；其所言"辨机"，意在诊治过程中把握深层的、本质的核心机转，以及从病因病机到病位病性直至发展预后的病理环节，最终以此作为遣方用药的依据。

此皆于理于验而有所本，贴于临床，言之有物，继承并有创新，而自成体系矣。其谓"辨机论治观"在经方医学中的体现就是"方机对应观"，亦言之有据之说，也算是为经方学术之发展而另辟蹊径了。

众所周知，于辨治途径而言，除辨证辨机而论治外，还有辨病施治（包括专病专方专药）、辨因施治（如治疗瘟疫，抗病原微生物为第一），经方医学中更有六经方证对应之法等。这些方法，因其直捷而效敏，或更适合于重急特病之诊治矣。

而克强医师所秉持"天人合一、对立统一、动态平衡、一气周流思想下的辨机论治观"，无疑具有一定的高度性和普适性。因其精谨而致密，或更适合于慢性疾病和疑难杂证的诊治与康复；相对于

"短、平、快"之经验招式、"速食"技法，克强医师所秉所持，于当下的中医学术和临床，定有不小的引导意义和借鉴价值。

今克强医师"夜话"系列付梓之际，请序于余，余乐为文推介，更乐见广大中医同仁阅读而受益也。

仝小林

2017 年 3 月 10 日

于北京知行斋

仝小林，中国中医科学院首席研究员，主任医师，博士生导师，973 计划项目首席科学家，国家中医临床研究基地糖尿病研究联盟主任委员，国家中医药管理局重点学科带头人，中华中医药学会糖尿病分会名誉主任委员，中华中医药学会方药量效研究分会主任委员，世界中医药学会联合会内分泌专业委员会会长，世界中医药学会联合会方药量效研究分会副会长兼秘书长，中国中医药研究促进会糖尿病专业委员会主任委员，国家药典委员会委员，兼任北京中医药大学教授、博士生导师，浙江大学、南京中医药大学、长春中医药大学、香港东华三院等客座教授。

张序

中华民族创造了伟大的中医药文化，中医药学是中国古代科学的瑰宝，也是打开中华文明宝库的钥匙。人类的生存、繁荣、发展，包含着人类和疾病的斗争过程。中华民族在生产生活中，也一直在经受着各种疾病的打击，但从来没有停止过和疾病的顽强斗争，而中医药无疑是我们与疾病斗争时使用的一把利剑。中医药为中华民族的繁荣昌盛做出了巨大贡献，至今仍在维护人民群众健康、促进社会经济发展中发挥着不可替代的作用。

古代没有西医，没有抗生素，没有输血，没有 CT，但古人知道有病必有因，有病必须治，所以才发明了中医，并且发现中医还很有用。千百年来，中医药学一直是中华传统哲学指导下的自然学科，在"天人合一""气一元论""气聚成形""阴阳五行"理论指导下，认识研究人体生理和病理，运用天然动植物、矿物质和其他独特方式防治疾病，治疗的效果经过了千百年的实践检验。在长期的生产、生活和医疗实践过程中形成的以人为本、整体调节、全息系统的思想和观点，以及个体化预防、治疗的思想，是先进甚至超前的，在维护人类身心健康的事业中，展示出了强大的生命力。

鸦片战争前，中国医学界一直是中医一枝独秀。列强入侵后，西学东渐，西医学也在中国落地生根，两种医学体系并存，冲突在所难免。西医学以强大的"实证性"，使中医药学受到了前所未有的冲击，有一部分人对中医药持轻视甚至反对态度，主张用西医取代中医，认为中医已落后于时代，甚至出现废止中医的思潮。

随着人们对医疗保健要求的不断提高，仅仅依靠以化学药物和手术为主要治疗手段的西医已不能令人民群众满意，西医在防治疾病的过程中越来越暴露出自身不可避免的局限性，对一些慢性疑难杂症和独特疾病，西医往往专注在实证和指标上，治疗已是力不从心。面对当下疾病谱的变化，西医的应对也显得不得要领而差强人意；而调整全身状态、以自然界的动植物为药的中医，正是这方面的强项，并有其绿色、环保、低副作用、可持续发展等优势，在防治疾病方面的长处正在日益被世人所了解和重视。

在新的时期，党和国家对中医药事业高度重视。2016年12月25日，全国人民代表大会常务委员会颁布了《中华人民共和国中医药法》，这是第一部全面、系统体现中医药特点和价值的综合性法律，它明确提出："中医药，是包括汉族和少数民族医药在内的我国各民族医药的统称，是反映中华民族对生命、健康和疾病的认识，具有悠久历史传统和独特理论及技术方法的医药学体系。"而对中医药本质精神，诊治方法之钻研、传承和发扬，更好地为人民健康服务，是我辈当务之急，任重而道远，克强先生就是其中的任重者之一。

克强和我相识较早，但对他的中医药学术道路和水平的了解，是任职于卫生部门后。他通过微博、微信等平台发表自己对中医药的思考、探索、实践成果；后又辛勤整理，出版了《原生态的中医乱弹——负克强中医微博录》，无私分享了自己呕心沥血的中医药学术思想和方法。在医院里，他的病人不但是本地十里八乡的患者，更有不少是从全国各地慕名而来的患者朋友。

克强赠我一册《原生态的中医乱弹——负克强中医微博录》，闲暇之余，不时翻阅，使我对中医药有了更进一步的了解；而时隔三年，他又以《毓涵斋中医夜话》书稿呈示于我，虽薄薄三册，但自有厚重之感，甚是欣慰。认真阅读后，深深为他几十年如一日地辛勤耕耘在中医药阵地的精神所感动，书稿凝聚着克强先生的学术思想和临床成果，体现了自身鲜明的、完整的、行之有效的学术诊疗体系，继承弘扬了中医药。这套《毓涵斋中医夜话》系列全是克强的医疗探索和临床实践，从节段篇章来看，内容或不够连贯，是他在长期临证、习读、观察、探索过程中不断地"随兴"思考、"随机"总结，但我认为，这些立足临床实践、理法方药齐备的中医药辨证思想，完全体现了中医药传统哲学思想和理论，展示了独特的方法、良好的疗效，很实用，很接地气，很能解决实际问题，完全体现了中医药服务的"简、便、验、廉",可为中医、西医临床工作者借鉴之用。

秦安县乃是"娲皇故里",传说中女娲炼石补天,抟土造人,点亮了华夏民族文明曙光。大地湾先民留传下来的用生黄土来和中解毒、用黄泥治疗跌扑损伤、用灶心黄土温经止血等方法,我们至今在用。秦安县中医人才辈出,中医药历史悠久,中药材资源丰富,中医药发展得天独厚,正适其时,大有可为。广大医务工作者应以弘扬中医药为己任,为保护人民群众健康做出贡献。

克强先生热爱中医,博学多识,学验俱厚,是我们秦安中医工作者中的佼佼者,相信他的《毓涵斋中医夜话》系列出版和发行,会对我县的中医药传承和发扬起到很好的示范引领作用,于中医界,其学术和临床价值也是不言而喻的。

《毓涵斋中医夜话》系列出版之际,克强请我作序,义不容辞,欣然提笔,是为序。

秦安县政协副主席
秦安县卫生计生局局长

2017 年 3 月 25 日

日诊习之所得，
夜话录之所成

余中医临床将及 30 年，由当初亦步亦趋之稚嫩，至当下自有机杼之小成，个中甘苦唯自知矣。然不论时移世易、沧海桑田，余临证、读书、思考之例行，未曾稍有改焉。其间，时现吉光片羽之灵机，常有思索体悟之心得；及至年过不惑，思想方趋稳健，体系渐成小熟。

然其得也，非为"有心栽花"之勉力应景，皆缘"无心插柳"之随心所欲；凡日常临证之悟会、习典之斩获、自然之启发，及读诸家之所见、参众说之是非，甚而博友同仁之叩问，皆余追索探讨之契机、挖掘思考之肇端。

常于更深人静，即沏清茶一壶于案头，遂启条缕结茧之"夜话"——或为医话娓娓，或为医案切切；或为思维逻辑，或为临证一得；或为大要精义，或为思想升华；有生理探原，有病理求真；有诊治之道，有方药之术；有养生之建言，有医事之陈述；有经典之刨根，有经方之钩沉；有名家医案之读说，有大师学术之伸发……

余"夜话"之文，或凝短章，或成千言，不拘一格，亦散亦杂；

内容虽纵横裨阖、视野阔泛，然一经梳爬，余之学术思想和诊治体系，便见清晰明朗，一言以蔽之，乃"天人合一、对立统一、动态平衡、一气周流"思想下的"辨机论治观"也。

"夜话"之体系，正如余之斋名曰"毓涵"，皆余于学术、于思想培育涵养而所成；此后仍将初心不忘，毓之涵之以续"夜话"焉。为中医学术补偏救弊计，终为民众病患之需之助想，余不忍自私或淹没，不欲有半点保留与遮隐；遂应博友同仁之呼声，在张钢钢、华中健老师之精心策划，顾勤老师之关爱支持下，继《原生态的中医"乱弹"》后，今与后皆以"夜话"之系列公之于众，名曰《毓涵斋中医夜话》耳。

本着内容活泼而读者"兼看则明"之整编思想，"夜话"系列继续引用或采录了一些博友之互动跟帖，主要有客主之问答、博友之评点、观点之质疑、后续之辩论，"热闹"而精彩，使"夜话"丰富、灵动了许多，更拓宽了读者之视野，予读者留下独立思考和判断之契机矣。

最后，要特别感谢仝小林老师和张荣生局长于百忙之中对《毓涵斋中医夜话》系列书稿披阅并热忱作序推介。

毓涵斋　负克强

2017 年 3 月 29 日

个中辛苦不寻常（代前言）

　　《黎庇留医案》（以下简称《黎案》）是一本经方传奇。虽薄薄一册46案，但多急危重证，惊险连连。黎氏却于病机洞若观火，心有定见，复以圆机活法，运经方于股掌之上，挽狂澜于既倒，救阴阳之欲绝，使经方于救急危、起沉疴中大放异彩焉。然46案并非案案圆满，亦有以悲剧告终者（非黎氏诊治之错），读来或回肠荡气，或惊心动魄，或扼腕叹息。

　　于《黎案》中可见，黎氏中医功底之厚实，经方造诣之高深，临床经验之老到，以及其果敢之格、细密之性、雷霆之势，尤有勇于担当之诚德，悲天悯人之情怀。

　　最令余心许者，乃黎氏经方运用之圆机活法、通权达变耳。《黎案》一扫经方学术中机械呆板之风，以及当时医界陈规因循之弊，而总以患者之病理机转为准（而非表面症状之罗列）、经方之灵机活效为据（而非约定俗成之功用），帆随风转，加减化裁，起承转合，随机（包括病机和方机）而治。余素所倡导和实践之"方机对应观"（见附文）于黎案中欣遇"知音"矣。此外，案中尚见黎氏重阳气而不忘阴液、顾全身而尤护胃气之学术特点，亦当效法耳。

　　惜《黎案》以文言成之。黎氏秉传统文人之风格，叙证简略者多，详备者少，四诊信息尤其舌脉大多缺如。至于病理机转之脉络、用方转方之根由、方构药功之机窍、加减化裁之妙处，亦未细细述及焉。此以时下观之，乃《黎案》之局限，亦习悟《黎案》之难处。读者欲从其中还原上述诸"草蛇灰线"、来龙去脉之原貌，以会于心、悟于神，于学验有欠者则殊非易事也（因突出主题之需要，案文中似有言过其实之炫笔，此乃文人为文之习惯，虽不严谨但非为紧要环节，而瑕不掩瑜矣）。

因之有前辈学者萧熙氏对《黎案》给予较多文字之评述，主以引经据典，欲"引证旧文，以申其说，明其所自"，功夫不谓不足，于读者不无启发和引导；然其评亦以文言为之，尤多旁征博引，以文解文，亦步亦趋，小心有余，申发不足，亦不无附会之处。余感未能触及其底，晓畅其义矣。遂不揣浅陋，以余读之视点，引余说之娓娓，不唯从案文之"一鳞半爪"而勾案底之"全龙"；且于自觉有商榷之处者，即摒随声附和，而伸张己意，以为读者参考计；尤以《黎案》为切入点，横延纵伸，而倡经方之学，明经方之术也。故余之"读说"，不止是对黎案之评说，更是余将及 30 年学用经方之心得、日趋成熟之思想；余之"读说"，或凝为短篇，或下笔千言，然皆苦心孤诣，个中辛苦不寻常！或得或失，读者唯于"读说"中体察余之孜孜焉（读者不论习黎氏之医案，还是阅余之读说，为理解透彻计，皆可参考余同期出版之《经典经方本如此》中相关内容也）。

再者,《黎案》虽为病案之文,然其文气激荡,时春风得意,时慨然长叹;或短章,或长篇,然非只枯燥干巴之医理,尚为情怀饱含之人文。一篇案文即一段为医之故事,有人物、有地点、有情节,夹叙夹议,有始有终——可见临床病前之医患剧情、各色人等;可见当地民间之风土人情、生活百态;可见当时医界之陈规陋习、流弊祸患;尤可见黎氏之医道担当、慈悲心肠!

黎氏庇留者,字茂才,又名天祐,广东顺德人,以儒通医,专师仲景,为清末民初岭南伤寒名家,行医历数十年,晚年著有《伤寒论崇正编》,于1925年刊行,现已绝版。《伤寒论崇正编·左公海序》言:"黎庇留茂才,博览四部,最癖医书,抗志希文,尊师仲景,读逾万遍,背诵如流,旁览百家。"黎庇留"当时在广州医林中,与以专研经方著名者陈英畦、易巨荪、谭彤晖一起被称为'四大金刚',是岭南中医伤寒四大家之一。"此册《黎庇留医案》乃黎氏未刊医案草稿,由其子黎少庇及萧熙氏"遴辑精英,增美其辞"而成焉。

毓涵斋　负克强

2017 年 2 月

目录

1. 处方寒热，前后不同

予医学既成，仍未出而问世。先慈偶患腰痛，不能自转侧，因不能起食，即代为之亦不愿，焦甚！试自治之。据《伤寒论》"风湿相搏，骨节疼烦"，用甘草附子汤，其桂枝用至四钱。为药肆老医袁锦所笑，谓桂枝最散，止可用二三分，乌可数钱也？予曰：此未知长沙书为何物，宜不赞同。袁曰：医人已数十年，卖药亦数十年，从未见有用桂枝如是之重者。予曰：汝尚未悉此为何方，治何病，汝唯有执之而已。于是朝晚服之。其药肆之桂枝，以此而尽。翌日，能起能食，遂愈。

此证据《金匮》，当用肾着汤。予见高年病重，故不得不用此方也。

过数月，家慈忽患牙痛，不能食。以体质素健，拟白虎汤。市药时，袁医曰：方中生石膏七八钱，而乃用炙草之补，曷不易以生甘草？为一律凉药乎？予曰：白虎之用炙草，汝实未梦见用意之所在，则不可强以不知以为知也。渠又劝用熟石膏。予曰：白虎之石膏，必用生；若煅之则为无用之死灰矣。此物嫌其下坠，故伍以炙草、粳米，使其逗留胃中，以消胃热，不使下坠者，有深旨焉。汝不过见某药治某病，无怪谓炙草为参术苓草之草而以为补也。袁又曰：前数月，服桂枝四钱，日两服，合八钱，即此人乎？予曰：然！袁曰：何寒热相悬也？予曰：前患风湿相搏，今患阳明实热，证不同，药安同哉？

服白虎，牙即不痛。

读说

　　腰痛，其机不外虚实两端。实者，邪阻经脉，不通则痛，多急痛而甚；虚者，阴阳气血亏耗，无以煦养而痛，多时长而慢痛，而老年虚痛多为肾亏所致。此案"偶患腰痛，不能自转侧，因不能起食"，显为急痛而甚之实痛；黎氏治以甘草附子汤者，知其痛乃因风寒湿邪外侵而阻于腰间筋络所致，患者恐尚有身重、恶风寒等症及舌淡暗苔白、脉弦紧之候。甘草附子汤由甘草、附子、白术、桂枝四味组成，仲师以之主治"风湿相搏，骨节疼烦，掣痛不得屈伸，近之则痛剧，汗出短气，小便不利，恶风不欲去衣，或身微肿"，乃风寒湿相搏于筋肉骨节且以寒为甚、凝而痛剧之证。"汗出短气，小便不利，恶风不欲去衣，或身微肿"者，乃邪伤气阳、卫外不及、气化不畅所致。以甘草为首者，体现了仲师"守中以治"之思想。中者，中土脾胃也。首以甘缓之药守护或加强中土化运之功而免受戕伐，亦缓他药之烈以防伤及无辜，然后方言"随证治之"，此即"守中以治"耳，此方甘草即此意也。其中附子、桂枝相配散寒通阳、解凝止痛、实表祛风；附子、白术相配通阳化湿利水。此外，甘草、附子、桂枝三味辛甘化阳，甘草、白术二味甘温益气，气阳旺则气化畅，气化畅则邪无"立足之地、避风之港"也。此案腰痛，病位虽为局限，然知病机与上述甘草附子汤证无异也。

黎氏于此方"桂枝用至四钱""为药肆老医袁锦所笑，谓桂枝最散，止可用二三分"。桂枝，仲师云本为解肌。解肌者，松解肌腠也。桂枝辛甘而温，其温通化气之功，自不待言，而又有定悸平冲之效，于阳虚所致悸动奔冲之症最为必要；以其解肌和麻黄宣发相配，方有疏散之性。言其最散，不确也。至于用量，则因证、因机、因人、因时、因地、因配伍、因其于方中之用途等而自有较大差异，岂有定数？言其"止可用二三分"者，当清中叶以降一些温病流派之泥见耳！

肾着汤乃仲师治"肾着"之方。《金匮要略·五脏风寒积聚病》云："肾着之病，其人身体重，腰中冷，如坐水中，形如水状，反不渴，小便自利，饮食如故，病属下焦，身劳汗出，衣里冷湿，久久得之，腰以下冷痛，腹重如带五千钱。"可见，肾着之病，乃湿寒外侵，久久而着凝于肾府所致。名为"肾着"者，乃以湿着为甚而寒凝次之，故痛缓而着重也；然并未着肾而影响水液气化，实滞着于肾府腰腹也，故其人"小便自利"而"腰中冷，如坐水中，形如水状""腰以下冷痛，腹重如带五千钱"。于此，仲师主以甘姜苓术汤，后人又名肾着汤，由甘草、白术、干姜、茯苓组成。本方之甘草，亦"守中以治"之用，而白术、干姜、茯苓者，乃温阳健脾、化湿利水之配。湿化水消寒散，则肾着自除。较之甘草附子汤，二方组成有同有异。同者共有甘草、白术之守中运土。异者，前者有附子、桂枝，注重于通阳止痛，针对以寒凝为主所致"掣痛""痛剧"者；后者有干姜、茯苓，注重于温阳化湿利水，针对以湿着为主所致"身体重，腰中冷""腹重如带五千钱"者。可见，甘草附子汤重于散寒止痛，以"痛剧"为主要着眼点；甘姜苓术汤重于温阳化湿，以"滞着"为主要着眼点。二方之运用，年龄应该不是限制因素。

黎母后患"牙痛，不可食"，黎氏"以体质素健，拟白虎汤"，可知属阳明气分热盛而循经上炎之证。

清代名医陆懋修云："药之能起死回生者，唯有石膏、大黄、附子、人参。有此四药之病，一剂可以回春，舍此之外则不能。"故余言，石膏为"药中四将"之一。石膏作为一味将药，其功全在于生品之辛寒；如煅则辛寒之性皆失，而成甘涩之品，效在生肌敛疮，多外用以治痈疽疮疡。《医学衷中参西录》言："用煅石膏细末，敷金疮出血者甚效。"也有用煅石膏入内服方中，以治寒热虚实错杂之慢性腹泻者。

白虎汤中甘草用炙：一来，合粳米共担护中之责，以防寒凉伤胃；二来监药，以制他药之过，缓他药之烈，相当于古军队中"监军"一职。仲圣原方生石膏用至一斤，故炙草尚担和缓石膏坠性之责，令其清泄中上气分之热而毋跌坠以伤下焦之阳矣。黎氏言"使其逗留胃中，以消胃热"者，乃相对于本案之说；如以白虎汤原方而论，则石膏之功不唯局限于胃矣。

此案前后两证，"前患风湿相搏，今患阳明实热，证不同"，寒热有别，故方药亦异。个体常有相对稳定的体质状态。当下体质分类法较多，虽不全面然皆有道理；但诊治疾病所依据的证理机转，体质只是其形成因素之一，或体质只是诊治疾病的根据之一。虚性体质常得实证，寒性体质时患热病，而同一个体于不同时期可患属性相反的疾病。故主以体质为凭而遣方施药者，恐有失矣！

2. 时地同，年龄同，而虚实异

右滩禄元坊，黄植泉乃翁，年六十余，患外感证，屡医未愈——小便短少，目眩耳鸣，形神枯困，全身无力，难食难睡，脉微而沉，浸浸乎危在旦夕——医者见其小便不利，专以利湿清热，削其肾气；山楂麦芽，伤其胃阳。是速之死也。

吴君以予荐。诊毕，断曰：此阴阳大虚，高年人误药，至于此极！补救殊非易事。若非笃信专任，不难功败于垂成。彼谓："已计无复之，听先生所为而已。"于是，先以理中汤数剂，随加附子；又数剂，胃气渐增。前之举动需人者，稍能自动。而其身仍振振欲擗地，改用真武汤；又数剂，其心动悸，转用炙甘草汤；数剂，心悸即止，并手足之痿者，亦渐有力。

后则或真武汤，或附子汤十余剂。总计治之月余，其精神元气，不觉转虚寒为强实。饮食起居，健好逾恒。病家驯至有生死人而肉白骨之目。

当时黄植泉之母，与其相继而病，亦延月余未愈。遂异其居——恐同时两死不便也。见乃翁奏效之后，又请予试诊其母。其见证与乃翁大异——亦形神疲倦，但此属实证而非虚证，易见功、易收功也。诊其脉则浮滑，症则心下苦满，按之极痛，不能饮食。举家怆惶！予拟与小陷胸汤，家人曰：老人久病，沉重若此，可任此凉药乎？予曰："此乃小结胸病，是太阳证而入结于心下者。此方导心下脉络之结热，使之从下而降则愈。"果一服，结解不痛，不用再服。调养数日，渐起居如常矣。可知实证易医也。

两案同一时，同一室，又同为高年之人，而一温补，一清凉；一以多药，一以少药，终之皆治愈。然则方机治则，可热一也乎？

读说

此并列一家两老同时有病之治案，以作一虚一实、一寒一热、一补一泄、一治曲一治直、一治难一治易之对比，余无新意。

翁本患外感，屡医未愈，而成"小便短少，目眩耳鸣，形神枯困，全身无力，难食难睡，脉微而沉"之证。至此显为高年阴阳两虚、气血（精）亏乏、气化无力、煦养不及之证。如因小便短少而主以清利，则肾气又削；因难食而加以消导，则胃阳愈伤。黎氏先以附子理中汤从中土入手，使中阳胃气略增。清阳实四肢，故"稍能自动"，想必胃纳亦稍开。中气稍苏，但下元（肾阳肾阴）无复，而阳不支、阴不养，故"其身仍振振欲擗地"。此处"振振欲擗地"，当阴阳两虚而肢体不支、震颤欲倒之状，与《伤寒论》82条阳虚水泛之"振振欲擗地"者恐为有别。黎氏又以真武汤数剂以壮肾阳。然阳虽有复于肾，而无阴以济于心，则心阴不充、心阳孤奋而见"其心动悸"之症。黎氏遂以炙甘草汤养阴通阳、养心通脉，则阴生阳和，心得其养，又肢体渐得煦濡，故"心悸即止，并手足之痿者，亦渐有力"。黎氏后以真武汤或附子汤温阳通阳之方收痊愈之功。

　　此案反映了黎氏善用经方、主抓主证、随证治之、阳主阴从的学术思想。窃以为，此患初治，亦可秉阴阳兼顾、相生相引及中下（焦）共治、火（肾）土（脾）互助之则，以《金匮》肾气丸合理中汤治之，再随病证机转予以加减化裁，徐图缓功，当不失为一条稳妥合机之路，中途或可减波折曲突之变；如因虚极而气化乏力，阴滋阳温有所不受，则可遵仲师虚劳大法，甘温中取，以建中辈入手，启生生，和营卫，育阴阳，化气血，振气化，则脏腑功能渐复，阴阳气血渐生，一气周流渐畅，再随机施宜，可至形神康健。此案后期，黎氏主以壮阳温通之剂，表面似觉"阳主"有余、"阴从"不及，幸仲师组方对立统一、阴阳兼顾、精妙严谨，如真武汤（附子、茯苓、白术、芍药、生姜）中有芍药护阴之伍、附子汤（附子、茯苓、人参、白术、芍药）中有人参芍药养荣之配，故病得终痊。

　　较之翁病，妪患虽证候重急，然证机单纯。"诊其脉则浮滑，症则心下苦满，按之极痛，不能饮食"，其正如《伤寒论》138 条所云："小结胸病，正在心下，按之则痛，脉浮滑者。"可见，此案为典型之小结胸病也，乃外感之邪失治或误治致邪陷于内、与内生痰浊郁热互结于心下胃脘，或气机郁滞而痰浊内生、郁久化热、痰气郁热互结于心下而成；虽亦形神疲倦，然属邪实热结之证，故见心下满、按之痛、不能食矣；脉浮滑者，痰热阳邪愤愤之候耳。于此，仲师云"小陷胸汤主之"，其方由黄连、半夏、瓜蒌组成。半夏辛温，黄连苦寒，二者辛开苦降，温化寒清，消痰散热；瓜蒌甘寒，既助半夏黄连消痰热，其性润又制二者之燥。三药之伍，开上降下、寒清温化、燥润合度，对立统一，动态平衡，组方精谨，于痰热互结心下之证，恰如其分，效专力宏。黎氏言"此方导心下脉络之结热，使之从下而降则愈"，以之"果一服"而"结解不痛，不用再服"，当信矣！

3. 久疟至虚误下

里海东头街就记之侄，患疟数月未愈，多服凉药；仍有微热，脚肿，耳聋，心悸，郑声，不寐，精神恍惚，胃气极弱，手足无力，是早尚服甘遂等攻药证候。

予拟真武汤加桂枝龙牡，见其已服大攻剂，知有变。嘱其明天乃可服此方。迨行后二小时，忽自起，夹其卧席狂奔至后门，后门即海；乃父大惊，急拥之归床。夫诊脉时，手足不能动，忽然狂奔，此孤阳浮越也。虚极自有此景状。其叔曰："先生嘱勿服此方者，或恐以此归咎耳？今若此，宜速煎服之。"服后，酣睡数小时，为十日来所未有者。醒即寒战，盖被再睡。明晨清爽，能自起矣。具征此药驱出寒气之力也。是午，检前方再服。前后连服五六剂，肿全消，诸病霍然，且胃气大增。调养数日，而精神复原矣。

读说

此患者患疟数月，又多服凉药及甘遂等攻药，结合"仍有微热，脚肿，耳聋，心悸，郑声，不寐，精神恍惚，胃气极弱，手足无力"等一系列证候，知证已至阳伤极重，水浊阴邪不化而侵扰清位神窍之度矣。仲师云："夫实则谵语，虚则郑声。郑声者，重语也。"可见此处"郑声"者，已是虚极之候；而"胃气极弱"者，言食欲食纳极差也；脚肿、耳聋、心悸、郑声、不寐、精神恍惚，皆水浊阴邪上泛而凌扰清位神窍之变耳。

清阳大挫因有浊阴扰神之患而见郑声、不寐、精神恍惚者，极易发生残阳外越而见神狂之变。黎氏"知有变"者，正恐有此阳败之变焉。有此预感者，一为经验阅历丰富，二为"神悟"超卓。然"神悟"乃建立于学养积累、造诣高筑之上耳！黎氏"嘱其明天乃可服此方"，意为待其变症见以避其咎嫌矣。然于道义言，不足取也。盖危象已露端倪，病情瞬息万变，须救人要紧矣。

患者后果有此变矣，"迨行后二小时，忽自起，夹其卧席狂奔至后门"。"手足不能动，忽然狂奔"者，实乃残败之阳垂挣于外之候，与孤阳浮越自有别矣。如阴脱则阳孤，孤阳无所依附而浮越，谓孤阳浮越也；而此案阳气残败而外越，当为"残阳外越"，黎氏言孤阳似有不恰。

患者服真武汤（壮阳化阴利水浊之方）加桂枝龙牡（温阳镇纳之剂）后，因温养镇纳，阳得安抚而力乏自眠，故"服后，酣睡数小时"也；因亏阳渐复，而阴盛有所格拒，二者不和遂相摩相激，故有"醒即寒战"之状也；阳复阴化则"肿全消"也；最终阴阳和合，一气周流而"精神复原矣"。

4. 连用姜附，忽转芩连

吴涌冯某，父子俱以搜取肥料为业。其父年已古稀，忽患下利清谷。请高姓医诊治数日——高固负盛名，而熟读《伤寒论》者也——俱大补大温之剂：附子理中，更重加归芪之类。其平日处方必以十二味，始谓之"单"。乃服药以来，下利不少减，且四肢厥逆，无脉——胃败！予诊毕，断曰：症诚重笃，但必利止后，脉渐出，始有生理。即用四逆汤，日夜连服，次日下利止，而脉仍未出。即于原方加参续进。是日，颇能纳食。次早诊之，脉渐可循，生气还出也。复诊，据言昨夜不能成寐。盖由下后，心阴已虚，心肾未能相交，于是改用黄连阿胶汤，一剂即能熟睡。

此症连用姜附，忽改芩连，所谓帆随风转也。由是，调养数日，即告复原。夫以七十老翁，病危乃尔，而收效之速，竟复若是。益知仲景之方固不可易，而六经之法胥在运用之妙耳。

读说

古稀之人患下利清谷（泻下未消化食物），病机多为土中无火、煦化不及耳，但又有脾阳不足、肾命无火或脾肾之阳两亏之分。高姓医治以"附子理中，更重加归芪之类"，然"服药以来，下利不少减"。究附子理中汤之效，虽附子壮命火，但理中四味皆入土温脾，故全方功皆"剑指"中土而着力暖脾。以中焦大温大补之剂而无效，根本机关当为肾命虚寒矣（此与《伤寒论》第159条所云"医以理中与之，利益甚。理中者，理中焦，此利在下焦"者有相似之处，唯159条乃因迭经误下、猛伤肾阳致下焦不约、滑脱失禁而成，故治宜赤石脂禹余粮汤急为固摄）。再者，此案本阳亏泻利之证，重加当归阴润之品，当更有滑利之弊。故非但下利不减，更因久利而阳亏尤甚，以至"四肢厥逆，无脉——胃败"之险候。无脉者，四逆而脉微不至之谓也；胃败者，言脉中胃气将绝之象。

下利而至阳欲脱之境，回阳救逆自是当务之急；而用方当以不枝不蔓、精练无掣、效专力宏为必要。正如《伤寒论》323条云："少阴病，脉沉者，急温之，宜四逆汤。"又225条云："脉浮而迟，表热里寒，下利清谷者，四逆汤主之。而于回阳固脱之救，汤药频频呷服更是紧要一环，如施以慢条斯理，命或不保焉！

利止而"脉渐出"者，方是阳回营生之象，"始有生理"；如利不止而脉暴出者，乃阳脱之危证，九死一生。黎氏"即用四逆汤，日夜连服，次日下利止，而脉仍未出"。利止，阳回之势；然脉未出者，乃胃气未苏、荣气不生也。于此，非以人参扶中元、养胃气、生荣气不可，故黎氏又"于原方加参续进。是日，颇能纳食。次早诊之，脉渐可循，生气还出也"。

至于"复诊，据言昨夜不能成寐"者，实因下利阴亦大耗，而救阳在先，阳既回则阴亏不配，以致暂成阴阳失交、水亏火旺之态，故"不能成寐"乃成"阳复"初始常见之症。于此，以黄连阿胶汤略略与服而济水抑火、交合阴阳最为妙恰，兹不赘言。

此外，尚有四逆证因阳复太过而成阳热之证者。如《续名医类案·中寒》第三例："一人患厥阴直中，四肢厥冷，脉细欲绝，爪甲青紫，但不吐利，与四逆汤。至三日，四肢暖，甲红发热，脉转实数有力，此阴极阳生也，使与凉剂。病家疑一日寒温各异，不肯服。至九日，热不退，热利下重，饮水不辍，再求诊，用白头翁、秦皮、黄连、黄柏各二钱，一帖减，二帖痊。"此案先是厥阴中寒、四逆脉微之证，与四逆汤后，又见阳复太过，反成阳明热利之患。

可见，临床施回阳之救，阳复而有"瞑眩"之象如寒战、躁烦、不寐等症者，此常理焉，稍稍和之则平；然阳复太过，则阴阳瞬息之变、前后"水火两重天"者，时在反掌之间。故医者常须识此，把握用药之度，掌控应变之策，方为高手。而"连用姜附，忽改芩连，所谓帆随风转"者，于识理智明者，乃随"机"以行而已（"机"者，病机，不同于"证"。机乃同一个机体内同一个"病"于整个过程中所见不同"证"之间的联系纽带和内在变化根据），虽无奇特之惊，但于当下中医界现状言，似是梦谈！走笔于此，又不免忧心忡忡矣！

5. 小建中汤治虚劳之例

> 吴涌谭绪二，织茧绸为业。其妻病已十八月，头目时眩，面无华色，精神疲倦，食减，口干不欲饮，或有微热，时起时退，大便或溏或结，不能久坐、久视，亦不能操作。屡服各医之药，皆无效，脉弱。思谋良久，予断此证为虚劳，盖气血、阴阳、脏腑俱虚也——夫见证治证，不究本源，宜其数月以还，愈医愈重也——即与小建中汤加减，连服十余剂，日有起色。不半月，而胃气大进，气血充盈，形神焕发矣。岂他医之补气补血，消滞开胃，解郁行痰，皆无当耶？此靡他，医贵识证而已。

读说

虚劳者，正如案中所言："盖气血、阴阳、脏腑俱虚也。"治之奈何？《灵枢·终始》云："如是者，则阴阳俱不足，补阳则阴竭，泻阴则阳脱。如是者，可将以甘药。"

另，虚劳之患，阴阳亏甚乃至虚不受补之度，温阳则阳不化运而产浮火，养阴则阴不敷布而生郁热，阴阳双补则阴阳不交、阴阳互结而亦"火"起萧墙。

对待如此棘手之证，中医自有饱含中华传统哲学智慧的独特之道，就是"中和""中庸"之道。具体到治法，就是"从中取之"。

中者，中土脾胃也。甘药属土而健养脾胃。阴阳俱不足之证，治以甘药者，乃从培育脾胃中土之"生生之气"而达全身阴阳气血之充盈也。

仲师秉承《内经》虚劳证治思想，以桂枝汤加味而成小建中汤、黄芪建中汤、桂枝加龙牡汤（龙牡者，潜敛、摄纳阴阳之气也）、内补当归建中汤等以温化、甘养、运中而达阴阳气血的"生生之效"，广泛用于虚劳（虚寒）里急、阴阳双亏之证。如《金匮要略·血痹虚劳病脉证并治》云："虚劳里急，悸，衄，腹中痛，梦失精，四肢酸疼，手足烦热，咽干口燥，小建中汤主之。"

小建中汤：桂枝三两，甘草二两，大枣十二个，芍药六两，生姜三两，胶饴一升。上六味，以水七升，煮取三升，去滓，内胶饴，更上微火消解，温服一升，日三服。小建中汤由桂枝汤倍用芍药加饴糖组成，以甘温培育建养中土"生气"为主，且酸甘化阴，甘温助阳，而能阳化阴济。《金匮要略心典》云："是方甘与辛合而生阳，酸得甘助而生阴，阴阳相生，中气自立，是故求阴阳之合者，必于中气，求中气之立，必以建中也。"

同为甘温补中益气之剂，补中益气汤注重于"补益"中土的运升之功，浑厚雄霸（原方小剂者则缓缓轻提矣）；而建中汤之辈则立足于"培育"中土的"生生之气"，冲淡致远，潜移默化。

韩愈有诗："天街小雨润如酥，草色遥看近却无；最是一年春好处，绝胜烟柳满皇都。"诗中渲染的冲淡致远、潜移默化之佳境妙处，正好可映照建中汤之辈的功效特点。

已故国医大师陆广莘提出"生生之学"，其本人概括为："循生生之道兮，助生生之气；用生生之具兮，谋生生之效。""生生之学"于中医养生学以及治疗学方面最实在的意义就在于：遵照"天人相应"规律，通过培育、扶持、激发、保护人体自身的"生发之气"，并调动其自调、自理、自愈之功能而使患体重新获得健康。这个"生发之气"即陆老所言"生生之气"。可见，陆老"生生之学"更适合于虚劳之证的治疗。

本案患者"病已十八月"，其一系列症状包括形神、脉象皆为典型的虚劳证候，他医"见证治证，不究本源"，即不明虚劳证治之道，非唯无效，更致形神枯槁。黎氏深谙虚劳之诊治及仲师小建中汤之妙，"不半月，而胃气大进，气血充盈，形神焕发矣"。

我个人于临床上遇到诸如手淫综合征、房劳过度、遗精、带下、功血、早泄、阳痿、脱发、汗出异常、顽固性失眠以及其他一些慢性损耗性疾病，或大病久病后，或手术后，或癌症后期及手术放化疗后等属虚劳之证而阴阳虚亏、"生生"乏力者，则皆以桂枝汤类方、建中辈加味治之。经实践检验，其近期、远期效果均优于其他一些补益之方。

6. 吐利厥逆

龙田坊，予书馆之旁，有年轻盲女，患霍乱，上吐下利。往诊时，吐出黄水，衣为之湿；四肢厥逆，脉微欲绝，急投四逆汤——此午刻情事也。傍晚时，着人到问，据云："呕疴已止。唯头微痛，身有微热，得毋药性过热欤？"予曰："不然，乃药力透达之故。盖病势已从阴出阳也。"次日，精神稍定，与理中汤以温开脾胃。又次日，云"举动无力"，遂处以真武汤加桂枝善其后。嗣闻之患者：是药入腹后，桂枝之气，直达脚趾云。

读说

案中之女患霍乱而上吐下利，损阴耗阳，其势剧，其伤重，甚至阴欲竭、阳欲绝，而成脉微四逆之证矣。

阳微甚而阳脱之证，于救治过程中常突见高热、口渴、心神烦躁等之反象，此正"阳复太过"之变，乃因阳回太猛，势盖于阴且相互格拒、相激相荡所致也。而本案"急投四逆汤"后见"呕疴已止，唯头微痛，身有微热"者，则显非阳复太过，亦非"药性过热"矣。何耶？黎氏言："乃药力透达之故，盖病势已从阴出阳也。"实乃阳既复而阴未及抱合之状，乃"瞑眩"之象，常理焉。

此患上吐下泻首伤中土之气阳、脾胃之化运，而投以四逆汤，阳虽有复，然脾胃之气阳未展、运化未开，故黎氏复以理中汤以温中阳、开脾胃矣。于阳微四逆之证，首以四逆汤回阳救逆，复以理中汤温开脾胃，此黎氏之定则也。

此患后期诸症渐除而唯"举动无力"者，一因，清阳实四肢，如脾肾之阳虚馁未壮、不实四肢则自是举动无力；二因，阳气未及宣展，阴邪窃居四肢，则亦为沉重不举矣。

此正真武汤对治之机也，黎氏"遂处以真武汤加桂枝善其后"。真武汤壮气阳化阴邪，桂枝通行肢体十二经脉，使真武之力四通八达也。真武加桂枝，如虎添翼，画龙点睛。余临床欲使药力达上肢，常加桑枝或桂枝；欲使药力驱下肢，则增牛膝或木瓜，效亦捷焉。

至于"嗣闻之患者：是药入腹后，桂枝之气，直达脚趾云"，当分析对待。患者有气达脚趾之感，当为实情，然非独桂枝之气矣。实药功之下自气倏然通达之感，即"气感"之谓。此感亦反证之前经络淤堵之况耶。"桂枝之气"若何？不说患者，即医者亦不可辨。言"桂枝之气"者，恐为黎氏自测之语耳。

7.服大浮萍过量之四逆证

一日午刻，有小学生邀余回家，诊其母。见其卧床不动，目闭，口不能言，全无知觉，四肢厥逆，脉微欲绝。其家人云：本无病，今早照常用膳，起居无异，今忽如此。予曰：以盛暑而见寒中。三阴之险象，非吐非下，无端而得，其例不多。然有是证，必有是药。据脉与证，非四逆汤不办。一小时后，该小学生复来请诊。至则举家纷扰，盖于病者床下，检得大睡药一碗，饮犹未尽。大睡药者，即大浮萍也。始悉因家庭细故，遂萌短见。予曰：大睡药性，寒毒异常，过服必致毙命。四逆汤之大热，可以对待寒毒之变。因促其尽剂灌之。药后，人事渐醒，入夜既能言矣。

读说

案中之患，四肢厥逆、脉微欲绝，典型少阴四逆之候。少阴四逆者，少阴心肾阳气衰微、煦振乏力而阴寒内盛之证。然常有气机邪结不通而阳郁不达四末之"四逆"者，如四逆散证即其一也，与少阴四逆证当有本质区别，鉴别点主在"阳微不振"和"阳郁不达"之机。阳郁四逆者，脉象常沉细滞缓，然按之尚有力而时有突突之势，证常兼邪结阳郁之状，治宜疏邪通阳即可；阳微四逆者，脉微欲绝或沉细欲断，外候则见蜷缩瑟瑟、神情淡乏、"但欲寐"，包括本案"卧床不动、目闭、口不能言、全无知觉"等阳衰不振之证，或面红如妆、神情躁烦属阴寒内盛而残阳上越之"戴阳证"，救非四逆汤之荡阴回阳不可。

四逆汤者，首以炙草，此仲师甘温"守中而治""保土以救"之大法耳；次以生附子力峻效速、走而不守以温肾回阳、破阴救逆；再以干姜力健效稳、守而不走以温中煨土、助附纳阳。一首四逆汤实体现了仲师肾脾同救、"土中回阳"之思想。此正如自然生态以土为基，即使有阳光、空气、水源，但若土地贫瘠不能摄纳则亦无良好生态可言。救阳扶阳之学派，如能以此为发端，则思过半矣！

案中此患之因，实盛暑之时而过服寒毒异常之大浮萍，寒毒内伤少阴之阳而致四逆之证矣。另有寒中者，乃寒邪直中之谓，此非内伤也，当寒邪于外未经三阳而直伤三阴之地耳。

大浮萍者，医家鲜用，唯用浮萍。浮萍者，又名紫背浮萍或紫萍、小萍，其味辛性寒，发汗透疹、祛风止痒、利水消肿也。

大浮萍者，唐·陈藏器《本草拾遗》有言："味淡，性寒，治酒风脚，和猪肉煎汤服之。可擦汗瘢，能散皮肤血热。治麻风，煎水熏之。"可见多外用之途。余处北方，本域鲜有大小浮萍，临床亦未用过，无有经验；然于此案可知，大浮萍寒而有毒，服之寒毒可直伤三阴之阳，甚而以至阳微四逆之证；至于其中毒量之多少，不得而知，恐因人而异也。

8. 足心痛之真武证

　　龙田坊吴某，在港为雇工，中年人。患脚板底痛，不能履地，面白，唇舌白，胃减。屡医不效，因返乡关，就诊于予。问其有花柳余患否？曰：前治花柳，服清凉败毒剂，今则全愈矣。予曰：足心为涌泉穴，是肾脉所发源者。肾败则痛，不能履地。先以真武加茵陈，令其余邪从小便而解；继以真武，连服十余剂而愈。

读说

　　"脚板底痛，不能履地"，未言有红肿热象，当无湿热下注、毒浊淤瘀之候；而少阴肾脉根于脚底涌泉穴，故此症肾虚失却温煦濡养所致为多，即其言："足心为涌泉穴，是肾脉所发源者。肾败则痛，不能履地也。"败者，亏之甚也。亏之轻者，脚软；亏之甚者，脚痛。

　　"面白，唇舌白，胃减（纳食减少）"者，显为脾阳虚亏、温煦化运不足之象也。

　　肾脾之亏如此，因何得之？曰："前治花柳，服清凉败毒剂。"花柳病者，性病，今梅毒之流，乃湿热秽毒之证，治宜清利败毒之剂；如兼顾不周，则损脾（胃）伤肾，而脾阳命火尤为首当其冲。故此案之证，肾脾阳亏、火土失济乃病机关键；然前患花柳之病，体内恐有余浊未净。

治宜"益火之源"以上运脾土、下煦肾脉为要，而兼及化利余毒；选方除温（肾脾）阳化浊之真武汤莫属，而非温（肾脾）阳固摄之四神丸矣。然花柳余毒多留厥阴之位，故先以真武汤加清利厥阴之茵陈治之。方中附子"益火之源"为主药，合白术而下温命火、上暖脾阳；合生姜、茯苓则温而化之以运脾、温而利之以祛邪；合芍药则阳化阴济、对立统一，令温而不燥、利而不伤（阴）；另加茵陈，其合茯苓，则可使厥阴余毒从小便而解。待余邪尽，则纯以真武温阳化运、煦濡肾脉而愈。

真武汤于《伤寒论》本温阳化气行水之方，以治肾阳虚亏、水饮泛滥之证。此案真武汤之用，黎氏非执于方证之束，而直取真武汤温肾脾之阳兼化运泄浊之功，正乃"方机对应"之使耳！

9. 下利厥逆

吴涌冯家寡妇，仅一女，年八九岁，爱如掌珠；患下利，日趋沉重。着其亲人入龙山，请有名誉之医至，出贵重之药散，而处以普通之利湿止疴剂，所谓小儿科也。服药后，傍晚则四肢厥逆，以为不治矣，遂置诸地。

其亲人因冒雨延医，困惫无赖，酌酒消遣；饮尽续沽，适予在酒肆诊病，因询予曰：先生能为小儿医乎？予曰：医学固有分科，理则一也。遂邀诊。视之，则四逆证也。与以四逆汤。嘱抬之上床，小心灌药，下利渐减。明日再诊，复与前药，疴止厥愈；五六日复原。

读说

案中幼患本久利中阳大伤之证，复以消食化积利湿之剂，则虚阳重伤，由太阴而及少阴，以至少阴之阳微四逆证见矣。本四逆证，故予四逆汤，则"下利渐减""疴止厥愈"之效，自在意中；唯此时用药之法，正如案中所言，当"小心灌药"。余意，当温（言温度）药缓缓而频频灌服，方可收阳渐复而利渐止、厥渐愈之佳效矣。

此与第4案之由利致脱者，其病机诊治皆大同小异，唯一翁一幼，而翁后期尚有阳复而见"瞑眩"之应耳。

10. 厥阴病目盲

数月后，彼之侄女（吴涌冯家），五六岁，因疳积多服使君子、雷丸等，下利益甚，而双目几不见物。延余诊。予曰：此厥阴病，阴霾四布，再失治，则盲。遂以附子理中汤止疴，再以乌梅丸加减与之。眼遂光明，胜于平日。盖此女入夜不能见物者月余，俗称所谓鸡眼者也。

读说

疳积，虽成因不一而足，然病既成，则患儿病理定虚实相间矣。虚者，以脾胃中土虚弱、化运无力并肝胆木气怯馁、生发不振为主，总以土木"生生之气"低迷而脏腑气血津精亏乏为要；实者，还是主以土木之积也，即脾胃积滞、木气郁结、代谢阻遏，久而正邪结聚于厥阴之位，以成癥瘕癖块之疾。虚实二者又成互为因果、恶性循环之势。而土木之积，虫积亦其一因，故有驱虫、下虫之治。然晕医一味下虫，则近脱之变势所必然耳！

此案患儿本患疳积，病变之程度及详候，黎氏未言明。从案文可知，有下利之症且"入夜不能见物者月余"；而"多服使君子、雷丸等"后"下利益甚，而双目几不见物"。

双目者，厥阴所主。疳积下利而入夜目不见物者，正乃太阴脾土清阳不升而厥阴肝木浊阴不降耶；"入夜不能见物"者，浊阴阻于清窍而入夜阴气尤甚也。多服下虫药则更损阳耗阴而近乎脱证，清阳不唯不升且失固摄，浊阴不但不降反而更"阴霾四布"，故"下利益甚"，"入夜不能见物"甚至昼夜"双目几不见物"矣。

黎氏言"此厥阴病"者，实乃太阴厥阴合病也——太阴脾阳近脱于下、厥阴肝木阴结于上。医多以为，厥阴病定为上热下寒或寒热胜复致寒热错杂之患，此拘执之识。其实，但阴结阳郁于厥阴之位而阴阳不相顺接者即为厥阴病矣。此案黎氏所言"阴霾四布"，即指阴结阳郁于厥阴而目不见物之谓焉。

此证"下利、目盲"之治，挽脾阳之欲脱、复中土之升降当为首要，故"以附子理中汤止疴"。理中汤，温运太阴之主方；附子理中汤，回中阳逆脱、复脾胃运化之不二。此医所共知，恕不赘言。"止疴"者，回阳止泻也。

中阳既回，则脾升胃降有望，而厥阴阴结阳郁之化解自有水到渠成之机；化厥阴阴寒、复木阳之通，则非乌梅丸莫属。方中乌梅酸平，除导他药入肝外，既敛肝体，又疏肝用，体实用疏，乃木气通达之基，故推为帅药；当归养肝血，通肝络；人参益肝气，助生发。此皆扶持肝体、恢复肝用之遣，当为"后勤保障部队"。附子、川椒、细辛、干姜、桂枝大队辛温之剂，正乃化厥阴"阴霾"、通木阳生气之"主力"。而黄连、黄柏两味则是苦寒相反之品，一来，和辛温"主力"相激相荡、对立统一，更有利于化阴结、通阳郁；二来，引导温热之剂入于阴结之中，乃"引诱诈使"以防药邪格拒之"兵"；三来，清降厥阴阳复太过之邪热或阴结阳遏之郁热也。此二组当"前线驱敌之部"。此二组之用，亦仲师"对立统一"组方特色之典范耳。

此案中，黎氏先以附子理中汤回中土之阳、复脾胃升降，继以乌梅丸加减化厥阴"阴霾"、振木气生发，如此则土木"生生之气"亦渐畅旺，而患儿不仅利止眼明，其素患疳积之证亦应渐趋康复矣。

11. 认证的，不必拘脉

吴涌谭某之妻，新嫁而未落家者也。有病，始回夫家。患少阳证，不足奇，而奇在垂帘诊脉，不欲露面，亦新嫁娘之常情。唯诊其六脉全无！若以脉论：非大虚而何？然予不计也。只据其发热、胸满、口干苦，即与小柴胡加减。一剂，即已退热。将谓其平素脉固如是乎？夫人之体质，各有不同，脉亦有不能一概而言者！乃逾数月后，其人复患病，察之，则固热病，而切诊居然得少阳之脉。志此，此为专论脉者证候，广知见也。

读说

外见小柴胡汤之证候然"六脉全无"，如排除伤残、畸形、畸脉外，恐非病理、个体因素所能释通。此况常见患者衣袖深处隐有紧小金银手镯或束带饰物，或腋窝及上臂处存有挤压或紧束经脉之因素。余临床时遇如此情形，追查因由、排除干扰后脉象复现。本案"垂帘诊脉"，唯露前臂，帘内之情不明，则此况更不可排除。

言及于此，不由令人思及临床有"舍脉从症"或"舍症从脉"之说。此二说言下之意，"脉"和"症"有矛盾而不统一之时，故"脉"有真假、"症"有真假。其实，此皆伪命题也。余以为，每一种脉象和证候皆有其生理病理基础，除伤残、畸形、畸脉等一些特殊情况外，同体、同病、同时之脉象和证候从无脱节之时、矛盾之理；即使二者表面似有"矛盾"之处，但"矛盾"深层定有其必然关联矣。二者之间的联系纽带就是病证内在的、本质的病理机转，故从无"假脉"和"假症"之存在。如你把"脉"和"症"统一不起来，认为二者之间必有一假，则说明你还未找到病证本质病理机转的来龙去脉。此正如明代张景岳所说："虽曰脉有真假，而实由人见之不真耳！脉亦何从假哉？"

即如，得少阳之脉见少阳病之症，尤为要者，求得少阳病之机，则断为少阳病无疑矣；而假使无少阳病典型之症、典型之脉，但有少阳病之"机"者，仍少阳病焉，反之则非。这个"机"就是，少阳（包括胆和三焦）之气不畅，郁而化热，枢机不利，表里不通，升降失常也。其余六经亦如此焉。

黎氏案后言："志此，此为专论脉者，广知见也。"余意，虽曰脉不能专论，然结合其他证候而平脉辨证、平脉辨机，尤为紧要一环耳。

12. 妊娠腹胀

　　麦朗乡闸头处，年四十许妇人延诊。诊时，妇着单衣，见皤其腹焉。据云：染蟾蜍蛊，能动能鸣，屡医不效。然观其形态，强壮逾恒，不类有病，尤不类罹蛊症大患者。诘问病起何时？胃气何若？答以历时数月，每饭可三大碗，而前数日犹不止此——缘夫亡未及旬，忧劳损胃。询其月信，则停经已八阅月。予断曰：此有喜也，勿妄施治。妇云：初时停经呕闷，以为胎气上逆。洎近数月中，腹乃硕大无朋，又复能动。他医谓是蟾蜍蛊，以是请先生为攻下之耳。且也，前所孕育，俱八阅月而产，故今兹之非胎也，殆复何疑？予为立安胎舒气之方。不信，入龙山求治于蛊医。后数月，闻诞一子。书此，以为妇产科之借鉴。

读说

　　这里有必要先了解一下"蛊"及"蛊医"是什么。

　　蛊，病名。①泛指由虫毒结聚、络脉瘀滞而致腹中胀满、积块之疾患。《赤水玄珠·虫蛊》言："彼蛊证者，中实有物，积聚已久，湿热生虫。"《证治汇补》卷六言："胀满既久，气血结聚不能释散，俗名曰蛊。"此案所谓蟾蜍蛊即指此而言。②少腹热痛、溺白浊的病证。《素问·玉机真脏论》云："腹冤热而痛，出白，一名曰蛊。"③指房事过度成疾。见《左传·昭公元年》:"晋侯求医于秦,秦伯使医和视之,曰:疾不可为也。是谓近蛊。何谓蛊?对曰:淫溺惑乱之所生也。在《周易》,女惑男,风落山谓之蛊。"④古代用毒虫所制的一种毒药。《诸病源候论·蛊毒候》:"多取虫蛇之类,以器皿盛贮,任其自相唼食,唯有一物独在者,即谓之为蛊,便能变惑,随逐酒食,为人患祸。"世传蛊为远古之时所传神秘巫术,唯在湘西苗族女子之间流传,且传女不传男。此与湘西赶尸术、泰国降头术并称为东南亚三大巫术。

蛊医者,乃民间专研或传承诊治蛊病者,或持有蛊病专方专药者也。

再看案中之妇,"皤其腹"(言大腹也)"询其月信,则停经已八阅月"。

妇女经停而腹大,或因病,或因孕。此例"他医谓是蟾蜍蛊","然观其形态,强壮逾垣,不类有病,尤不类罹蛊症大患者",言身体强壮,超乎寻常,不像有病,更不像患蛊症之大病状矣。

此妇虽腹大"历时数月",然"每饭可三大碗,而前数日犹不止此",盖缘丈夫亡故未及一旬,而忧思有损胃气之故。既然经停于夫亡之前且如此能食,则亦非肝郁气滞血瘀之患耳。而以"初时停经呕闷""洎近数月中,腹乃硕大无朋,又复能动"观之,当显为孕象矣。停经早期呕吐烦闷者,当早孕反应之状;近数月腹硕大又复能动者,胖妇孕象而见胎动之状矣。故黎氏断为有孕,且因新近亡夫而立安胎舒气之方，当为正确得当之举。

　　此妇怀孕而屡遭攻蛊之药，胎竟不下，可见其胎气之牢固，亦证其体质之壮健；后虽"诞一子"，然此子是否受承影响而康健如常，则不得而知矣。

　　当下早孕已有妊娠试验之术，然亦须审慎矣。即使有孕，然因各种因素之影响，早孕试验亦有假阴性者；而即使有孕象、孕脉，然时有假孕之事矣。故早孕之诊断，如有疑问，则以监测为要，以待端倪或再次检测结果，而此刻之用药更须谨慎。当然，孕胎已成之期，B超检查即得真相。此外，言及孕脉，自古至今，皆云为滑，余临床验之，当为滑大略数，亦符合孕期之生理焉。

13. 栀豉汤治不寐

　　九江大圩山货店陈鹏俦，不寐者月余，延余诊其脉，心肾不交，与栀豉汤，一服即能寐。栀子折心火以下交于肾，淡豆豉起肾水以上交于心；心肾交，即能寐矣。

读说

　　《伤寒论》76条云："发汗吐下后，虚烦不得眠，若剧者，必反复颠倒，心中懊憹，栀子豉汤主之。"77条云："发汗若下后，而烦热胸中窒者，栀子豉汤主之。"221条云："阳明病……若下之，则胃中空虚，客气动膈，心中懊憹，舌上胎者，栀子豉汤主之。"375条云："下利后更烦，按之心下濡者，为虚烦也，宜栀子豉汤。"

　　可见，不论何因何证，唯无形邪热郁遏胸膈，扰及心神，致"虚烦不得眠（虚者，无形之谓，非正气虚矣）""心中懊憹"者，栀子豉汤皆可治之。栀子苦寒，质轻，清胸膈之热而除烦；豆豉辛凉，其性亦轻，宣透解郁而除烦。二药相伍，内清外透，辛宣苦降，为清宣胸中郁热、治虚烦懊憹不眠之不二良方矣。

　　而此案值得探讨处在于以栀子豉汤治心肾不交之不寐。

　　案中黎氏以栀子豉汤治"不寐者月余"，属"心肾不交""一服即能寐"，且言："栀子折心火以下交于肾，淡豆豉起肾水以上交于心；

心肾交，即能寐矣。"

治心肾不交之方，医界公认、验之临床而不爽者，有经方黄连阿胶汤和时方交泰丸。

黄连阿胶汤出仲圣《伤寒论》，由黄连、黄芩、芍药、鸡子黄、阿胶组成，主治少阴热化而阴虚火旺之"心中烦，不得卧"，乃肾水有亏不能上济于心，而心火独亢不能下蛰于肾之心肾不交耳，多伴有咽干口燥、舌红少苔或光剥、脉细数等症。其方义显明，不必细述。

有必要对交泰丸之渊源、主治、方名、方义等做一梳理。交泰丸出《韩氏医通》，但韩氏在原书中只是提到"黄连……为君，佐官桂少许，煎百沸，入蜜，空心服，能使心肾交于顷刻"，并无交泰丸之方名。首先提及交泰丸这一方名的，当推金元时期的李东垣。李氏在《脾胃论·论饮酒过伤》篇中载有交泰丸一方，由干姜、巴豆霜、人参、肉桂、柴胡、小椒、白术、厚朴、酒煮苦楝、白茯苓、砂仁、川乌头、知母、吴茱萸、黄连、皂角、紫菀等组成，功能"升阳气，泻阴火，调营气，进饮食"，治"怠惰嗜卧，四肢不收，沉困懒倦"等，方中虽含有黄连、肉桂，但并非主药，亦非治疗心肾不交之证。明确提出黄连、肉桂同用，治心肾不交，名交泰丸者，则是清代的王士雄。他在《四科简要方·安神》篇中说："生川连五钱，肉桂心五分，研细，白蜜丸，空心淡盐汤下。治心肾不交，怔忡无寐，名交泰丸。"

交泰之名，实源于《易》。"否"之卦象，天气向上，地气向下，形成阴阳背离、天地不交之象；"泰"之卦象，天气向下，地气向上，形成阴阳相向、天地交合之态。黄连苦寒，入手少阴心经，降心火，不使其炎上；肉桂辛热，入足少阴肾经，蒸肾水，不使其寒下。取肉桂一钱以应"天一"之数，取黄连六钱以应"地六"之数，意在"天一生水，地六成之"。如此则天地交合、水火既济，故名之曰交泰丸。

可见，交泰丸尤适宜于心火亢盛、肾水不温所致之心肾不交，不能泛治一切心肾不交之证。至于心火旺、肾水寒形成心肾不交之原理，《慎斋遗书》说："夫肾属水，水性润下，如何而升，盖因水中有真阳，故水亦随阳而升至于心，则生心中之火。"水中有真阳，正如坎卦中一阳爻。肾水上承必须有赖于肾中命门之火的蒸动。命火不足，不能鼓舞肾水上济于心，则心火独亢而致心肾不交。此心肾不交最是交泰丸主治之证矣。当然，临床上只要心火亢盛而无阴虚相火妄动之证，则交泰丸皆可用之。

至于栀子豉汤是否可治心肾不交之证，古今医界认可者亦有之。除本案外，清代医家张锡驹于其《伤寒直解》中曰："栀子性寒，导心中之烦热以下行；豆豉熟而轻浮，引水液之上升也，阴阳和而水火济，烦自解矣。"但刘渡舟说："他（指张锡驹）讲的话，似乎只说对了一半，而另一半则说得欠考。如'豆豉熟而轻浮'这句话说得就对，至于'引水液之上升'一语，则就值得商榷。何以见之呢？考《名医别录》认为豆豉治'伤寒头痛，寒热瘴气恶毒，烦躁满闷'，而李时珍则说它'能升能散'。可见它没有什么'引水液上升'

的功效。所以，豆豉在此方的作用：第一是清太阳浮游之热；第二是轻宣上行，载栀子以清心胸烦郁。所以仲景因证而制方，使栀豉相须以为用。它虽无舟楫之称，实有载药之实。这样去理解豆豉，也就庶几近之了。"

栀子清降心火，当无疑处；豆豉引升肾水，似宜探究。

《素问·金匮真言论》云："北方黑色，入通于肾，开窍于二阴，藏精于肾，故病在膝。其味咸，其类水，其畜彘，其谷豆，其应四时，上为辰星。是以知病之在骨也。其音羽，其数六，其臭腐。"故认为豆豉入肾者，皆因于豆豉为豆类、色黑，乃大豆加辅料发酵腐熟而成。

豆豉是否入肾升发水液，医界未有公认，余临床亦未验证，但以理推之，其辛凉者（以桑叶、鲜青蒿等辛凉之品为辅料加工发酵者）恐有凉散肾阳之弊，辛温者（以苏叶、麻黄等辛温之品为辅料者）似有温升肾水之功，故苦寒之栀子配辛温之豆豉当有交通心肾之效。

此案之不寐是否因于心肾不交？案中唯言"诊其脉，心肾不交"，而未明示脉象若何；除"不寐者月余"外，亦未有其他证候之述，故无从证之。但以黎氏之造诣功力，当是之。如是，患者寸脉当浮滑躁急之类而尺脉当沉滞弦紧之类，以应心火独亢于上、肾水自寒于下之机耳；如是，则"栀子折心火以下交于肾，淡豆豉起肾水以上交于心；心肾交，即能寐矣"。

14. 大承气汤治痉

里海辛村潘塾师之女，八九岁，发热面赤，角弓反张，谵语，以为鬼物。符箓无灵，乃延予诊。见以鱼网蒙面，白刃拍桌，而患童无惧容。予曰：此痉病也。非魅！切勿以此相恐，否则重添惊疾也。投以大承气汤，一服，即下两三次，病遂霍然。

读说

痉者，颈项强急、手足拘挛、角弓反张、口噤咬牙之病耳。

程门雪言："夫六经皆有痉病，六气均能病痉。"(《金匮篇解·痉病解》)痉者，病标为风，病本不外虚实两端。实者，有寒凝经急，有热盛动风，有邪（痰、湿、瘀等）阻筋燥；虚者，为阴津亏枯、经筋失濡。

《金匮要略·痉湿暍病脉证治》所述刚痉、柔痉者，乃太阳病之痉证也。刚痉者，乃太阳病表实无汗而痉者，为寒凝而经脉拘急所致，治以葛根汤散寒通络、舒挛缓急主之；柔痉者，乃太阳病表虚有汗而痉者，为营卫不和兼之阴津亏虚、筋脉失润所致，治以栝楼桂枝汤调和营卫、化阴生津、润燥缓急主之。

此篇尚有阳明痉证之述，云："痉为病，胸满口噤，卧不着席，脚挛急必齘齿，可与大承气汤。"此乃热结阳明矣。其病机无非两端，一来热迫血涌、经脉拘急，二来热煎津枯、筋络失濡。胸满者，腑气不降，浊气逆上也；"口噤、卧不着席、脚挛急必龂齿"者，皆痉挛拘急之见耳。故以大承气汤釜底抽薪、开结泄热、急下存阴。

本案正乃上述阳明里热痉病矣。案中唯言患儿"发热面赤，角弓反张，谵语"，而省去舌脉之述。以理推之，患儿当舌红苔燥或黄厚而燥、脉数洪大或沉而滑实，或有腹胀按之硬实之证。发热面赤者，阳明热蒸也；谵语者，热浊扰神也。

15. 真武汤治胁痛

里海吉源坊，谭平端之母，病左季胁满痛，上冲左胁，迫心部，苦不能耐，古朗余云初医治已两月余矣。香砂、陈皮、六君子汤服至七十余剂，非不温也，其病有加无减。嗣延予诊治。见面黄暗唇白，舌上苔滑，脉沉弦而迟。予断曰：此寒水用事也。脉弦为水，沉为里，迟为寒。肾中生阳，不能为水之主，则阴寒夹水邪，迫于心部。遂订真武汤原方，无加无减。平端谓曰："方中各味，皆已备尝之矣。"予晓之曰："备尝之乎？诸药分别用之，则既不成方，亦安能有效？此方名真武者，盖取义于镇水之神。先圣制方，命名自非无因。夫经方苟能对证，固捷如桴鼓之相应也。"

次早，平端来告曰："服方后，得熟睡，是前月来所无者！今晨，痛已不知消散何处矣。凡七十余日治之不验者，竟一旦而廓清之！"相约午刻往诊。比至，患者头束绉带，语予曰："胁痛若失，兹者，转觉头痛若破。"予脉之，告曰："此元阳虚损也。头为诸阳之首，阳虚不能贯顶，脑髓空虚，故尔。"改用吴茱萸汤，头痛寻愈。

次日复诊，脉象沉迟，而周身疼痛。作新加汤服之，身痛又止。

再诊，只云胃呆，余无所苦。拟理中汤，俾理中健胃。连服十余剂，以善其后。

平端由是时相过从，自言："在西省医名大噪，有生华佗之号，而何以不能用真武等方？"深以为未窥长沙之门为憾。盖其尝究心《伤寒论》，第以文辞艰涩难解而辍。予出示手批《伤寒论》一帙，乃瞿然改曰："今而后，吾知有可入之途矣。"遂弃所学，而输心于圣训焉。

读说

此案辨证之准、遣方之准以及对伴随正确治疗过程中病理机转及其动态变化的把握之准，最是习此案当深刻领会之处。

患者左胁下满痛而上冲左胁并逼迫心部，显为邪遏气逆于厥阴之位。邪为何？此患"脉沉弦而迟"，沉者，或正虚而气血不盈，或邪结于里而气血不畅；弦者，或气机郁遏，或水饮停留；迟者，或气阳虚馁、阴血亏耗而脉运迟缓，或寒凝而气血迟滞。然结合"面黄暗唇白，舌上苔滑"，则此患当阳虚不化而寒饮淤遏无疑。然何脏何焦阳虚？饮从何来？患者前服上、中焦之温化方药如"香砂、陈皮、六君子汤，服至七十余剂，非不温也，其病有加无减"，可见，此患主以下焦肾命不温而寒水乃生，故案言"此寒水用事也"。阴寒水饮由少阴逆遏厥阴之位，凌迫心胸，则"病左季胁满痛，上冲左胁，迫心部"矣。如水饮因于中阳不温，当主以苓桂术甘之剂，夫此案水饮起于肾命虚寒，则非真武汤无疑，因方中附子乃温肾命而化水气之圣品耳。玄武者，北方镇水之神。肾为水脏，属北。此方温肾化水，自有真妙，故名真武汤。

"夫经方苟能对证，固捷如桴鼓之相应也"。故患者服方之当晚，"得熟睡，是前月来所无者"；至次晨，"痛已不知消散何处矣"。此言左季胁满痛消散之快，然患者"转觉头痛若破"，黎氏言"此元阳虚损也。头为诸阳之首，阳虚不能贯顶，脑髓空虚"。其实，此乃头痛之一端焉；另一端者，乃厥阴水浊非"一旦而廓清之"，唯消于季胁，而赖真武汤之蒸化，复循经升于头脑矣。厥阴寒浊之"头痛若破"，则吴茱萸汤入厥阴而温阳降逆、化浊散霾自是恰如其分，故患者服此方一剂，头痛即愈。至此，患者体内寒水浊霾方算荡然廓清矣。

阴邪既除，体内"空虚"见增，本未壮之阳夹荣卫继陷于"空"，而失荣于外（皮肉脉筋），则患者转见"脉象沉迟，而周身疼痛"。黎氏再治以桂枝加芍药生姜各一两人参三两新加汤之益气阳、通营卫、助煦濡，可谓至恰至当，故又有覆杯之效耶。

《伤寒论》62条云："发汗后，身疼痛，脉沉迟者，桂枝加芍药生姜各一两人参三两新加汤主之。"此乃太阳表证发汗过度，或本虚之体发汗后，气阳、阴营大伤，外寒不见除而反裹营卫复陷结于内，皮肉脉筋则更失温煦濡养，而见"身疼痛，脉沉迟"之候，故仲师主以新加汤壮气阳、益阴营、和营卫、驱寒邪。

此案之"脉象沉迟，而周身疼痛"虽和《伤寒论》62条之证其机转略有不同（62条尚兼外寒内陷），但其机要皆因气阳、阴营虚而内陷又无以煦濡肢体所致，故均以一方主治，此亦即余所倡导经方运用"方机对应观"之生动体现矣。

此案患者后期"只云胃呆，余无所苦"，言唯有纳呆而已。胃呆，恐为绝大部分疾病痊愈后期之共同症状矣。此患本寒水上凌之证，中土岂无水困致运化滞眠之患，加之火不暖土，故胃呆之候，想必伴随于病变之前后耳。"只云胃呆"者，乃主病去而唯脾胃困眠未醒矣，故以理中汤暖土苏土、理中运中以善其后。至此，此患之治，功德圆满尔哉。

此患之病机，随治而易，凡前后四证，"起承转合"，其典型之变，极似古文章法之佳者；而黎氏之辨治，则法以机立，方从法出，辨机论治，亦"起承转合"，一气呵成，善始善终。一位经方大家法无定法方无定方、运筹帷幄决胜千里、精准妙恰自出机杼、经方灵化辨机论治之风采，由此可见一斑也！

16. 白虎汤治燥证

谭寨吴阿西，其女十二岁，病，请谭瑞年诊治。瑞年随即访予，问曰："曾诊一证，口渴，吐虫，腹痛，此为何证？宜何方？"予应曰："厥阴之乌梅丸证也。"彼似有疑，而形容颇不安者。予即于案头拈《伤寒论》以证之，复语之曰："书固如是也。所患者，述证不实不尽，自与书毫厘千里耳。"

次早，破晓，吴阿西亲到请予往诊。予曰："为令嫒乎？瑞年之方固合，仍资熟手可也。奚我为？"曰："服方大不对！苟证势平平，则我亦不欲更医也。"

予乃知瑞年所用者，亦犹是长沙家法。不意予临视时，患者满面现焦燥气，舌亦枯黑异常，大渴。因谓曰："是必有谵语也。"西曰："然！"呜呼，瑞年认证其差耶？况以乌梅丸方，加倍羌、附、椒、桂乎？宜患者之苦因干燥而烦也。予即与大剂白虎汤。服后如甘露醴泉，其病若失。

读说

《伤寒论》326 条云："厥阴之为病，消渴，气上撞心，心中疼热，饥而不欲食，食则吐蛔，下之利不止。"

厥阴者，主指足厥阴肝也。虽为阴脏、阴经、阴态，然为罢极之本，乃阴尽阳生、阴阳相交之位，内寓相火，阴中涵阳，阳敷阴濡，互为生生，互为抱负，方是一团生理和气，此乃厥阴生态本质。如因内外病理因素致厥阴生态平衡打破，阴阳失和，则阳郁化火炎上，撞心烁津；阴结化寒沉趋，伤中凝下；或寒热割据，寒利热腐；或邪气深入厥阴之位，并和厥阴本身之阴寒互结，又兼之厥阴相火及阴尽阳复之热，而成寒热错杂、体内"阴阳气不相接续"、内郁外厥之态，然以邪阴结滞（阴结）、寒多热少为主要病性特点，此乃厥阴病之本质机转矣。

故厥阴病主要表现为或四逆，或消渴，或气逆撞心，或心胸疼热，或烦躁，或吐蛔，或下利便脓血，或上热咽喉痛、唾脓血而下寒、泄利不止等，以及厥阴相关部位的胀满疼痛、癥瘕积聚癌瘤等。其中厥阴病之消渴，或因郁热伤津所致，或因"阴阳气不相顺接"而气化不振所致。蛔症于其证候中可有可无，而厥阴病或有蛔症的原因：一来，厥阴者，风木肝也，如厥阴内阴阳不相接续，寒热错杂，风木郁滞，郁而生腐，腐而生虫；二来，蛔见酸则伏，无酸（或少酸）则动。肝为主酸之脏，厥阴病则肝郁而不布酸，无酸少酸则蛔失抑制而蠢蠢动矣。但并非所有存在蛔虫因素的疾患皆为厥阴病，唯符合上述病理机转者为是。

乌梅丸为厥阴病代表方（乌梅者，酸入厥阴，既开又阖），其功效实质就是破厥阴阴结，散郁热腐浊，通阴阳气机，振气化生发。

可见，本案初始即使谭医反馈为真，然仅凭"口渴、吐虫、腹痛"，似未可断为厥阴病乌梅丸证也。及至黎氏亲诊见患者"满面现焦燥气、舌亦枯黑异常、大渴"，则显为阳明热证耳。然白虎证和承气证皆可有如此见症矣，而二者区别之关键，在于承气证更有热结里实所致腹满按之痛、便结不通之候。黎氏以大剂白虎汤立效者，当定为阳明气分大热而无热结里实之机。即使无里实之患，然阳明大热见面垢、大渴、舌枯黑之状，则因热盛扰神而常伴谵语之症焉，故黎氏因谓曰："是必有谵语也。"此外，患者初始或未为阳明大热之证，谭医误判而用乌梅丸后方成热盛之势矣。须知乌梅丸虽为寒热之方，然其功以化阴结为主，故热药数倍于寒也。

17. 产后发热

潘少干，世医也。其门若市，医品甚好。一日，遇诸途，潘曰："谭寨某产妇，咋有邀诊否？"予曰："无。"遂携手同至其家。该妇新产发病，六七日不解，胸满，口苦，渴。予以小柴胡加减与之。柴胡用八钱，黄芩仅钱半。潘君问此方之用意。予曰："柴胡非八钱，则转枢力薄；黄芩减轻用量，则因新产，恐过于苦寒耳。"——仍用半夏以止呕，参、姜、枣以顾胃，栝楼根以止渴。一服即热退，渴止，呕平。

次日，通身疼痛，改用新加汤。潘问身痛之源。予曰："血虚不足养筋也。"潘曰："何以不用四物汤及当归补血汤？"予曰："补血之道多端，非寻源探本，不足以奏捷效。固未可以板钝之时方，妄事补益也。夫予所用皆经方，若能针对病机，虽不假当归、熟地之力，其治效亦如响斯应。唯辨证必须确凿——认证不真，则未易轻试耳。"潘乃服予言之有据，予亦甚服潘之虚心。盖其所以享时名者，其为谦谦之德，实有以致之。

读说

案中"该妇新产发病，六七日不解，胸满，口苦，渴"，此时当脉弦、舌苔少津或厚腻透黄，乃属少阳枢机不利、胆气不降、气化不畅、津液不布、聚以化湿，加之郁热烁津，而少阳小柴胡汤证乃成矣。黎氏因"以小柴胡加减与之"。

黎氏言"柴胡非八钱，则转枢力薄"。柴胡辛凉，其功可以《本经》所云"推陈致新"一语以蔽之；具体而言，则有疏解退热（外热）、宣透郁热（内热）、疏肝解郁、升阳举陷、拨利枢机、轻宣气机、透达膜原等。柴胡毕竟辛散之品，量大定有损气耗津之弊。叶天士有"柴胡劫肝阴"之说，虽说有绝对之嫌，然不无道理。柴胡用量大小，全凭其于处方中所担功用，还需结合患者个体、病理机制以及处方中的配伍情况。正所谓有邪邪当、无邪人当。余之经验，以成人为例，疏解退热每剂多用12～18g，宣透郁热、疏肝解郁、透达膜原8～12g，升阳举陷3～5g，拨利枢机5～8g，轻宣气机3～8g足矣。此相对而言，然患者体壮者可略大，体弱者可略小；病急者宜大，病缓者宜小；郁浅需流动者宜小，伏深需透达者宜大；于虚亏之体需量大者，则须有顾正之配伍。参仲师之用，大小柴胡汤、柴桂干姜汤中柴胡均用半斤，然皆一煎三服，则实量不大，且方中尚有参、草、姜、枣、芍、桂、栝楼根等顾正之品，故无伤损之虞。本案患者新产之体，柴胡用至八钱，以予之见，量似有大焉，然尚有参、姜、枣、栝楼根之伍，即使有损亦不为大矣。

而言"黄芩减轻用量，则因新产，恐过于苦寒"者，新产之体而又郁热不甚，故量小为宜；"仍用半夏以止呕，参、姜、枣以顾胃"者，时刻不忘顾护胃气，方是明医所为也。胃气，乃药效发挥之本、患体自愈之基。保得胃气，便保得生机耳。"栝楼根以止渴"者，此乃长沙家法，不论热邪伤津，还是气化失布，栝楼根既可清热生津，又可润络通津。

方机对应，故有"一服即热退，渴止，呕平"之效。

而"次日，通身疼痛"者，本产后气血虚亏，小柴胡证消除后则邪去而脉络更为空虚，无以温煦充养肢体筋肉也；"改用新加汤"者，虽新加汤本仲师为气血虚亏或虚寒之体外感风寒见"身疼痛、脉沉迟者"而设，但唯阴阳气血虚亏无以煦养而致周身疼痛者，即非因外感，而用之亦颇为合机。本案以之用于患者新产而见此证者则更为精准合宜，因为新加汤为桂枝汤加味加量而成，不但益气养荣，而且通营卫、启气化、和阴阳，生发化育，具生生之气，起生生之效，而与四物汤、当归补血汤等雄厚补益之方自当有别耳。

黎氏言："补血之道多端，非寻源探本，不足以奏捷效。固未可以板钝之时方，妄事补益也。夫予所用皆经方，若能针对病机，虽不假当归熟地之力，其治效亦如响斯应。"可谓见道之言矣。诊治病证，必"寻源探本"，理清病理机转、来龙去脉，则遣方用药自能胸有全局，胸有成竹，有的放矢，此乃辨机论治耳。黎氏作为伤寒名家很是依重病机，如本案新产之妇，须虑其气化力弱而不可径施雄霸板钝之剂，必宜生生以化、灵动气机、源远流长之方焉。此正乃我辈学习处。

18. 产后少腹肿满

贫户简保开之妻，分娩后，腹大如故，次日更大。医生以普通之生化汤加减与之，日大一日，腹痛异常！

有以予为荐者。病家鉴于其临近之产后腹痛肿胀，用温补而愈者多人。以为予好用热药，未敢来请。迨延至五日，其大如瓮，几有欲破之势，且下部气不至而坚硬矣。始延予诊。

审问其产时，胎已先死，而血与水点滴未流。予断此为水血相混，腐败成脓，热极气滞而肿也。病毒如此剧烈，非大猛烈之剂不能攻取。深思良久，乃与桃仁承气汤合大陷胸汤与之。服后，下脓血半大桶，其臭不可向迩。腹肿消其九成，所余茶笋大者，居脐右，仍痛不可耐。予继投寻常攻痛之药，不少动。因谓病家曰："此燕师之下齐七十余城，独即墨负固为牢不可破。故不得不用抵当汤，直捣中坚，一鼓而下。"奈五月盛暑亢旱，村落水蛭颇不易得。寻觅数日，始获四五条，合虻虫如法煎服。计前后三剂中，水蛭用至二十余条，肿势日渐消尽，身体如常矣。

再三年后，此妇又连产二子——由其体质强健故尔。此证使当时稍有因循规避之见，不敢放心放胆，则命不可保矣。

去年神州医药报，有提议抵当汤内之虻虫、水蛭，药肆不备，即得之，又恐病家不愿服，欲以他药代之；有议以干漆炭代之者。

夫汤名抵当，其用意，非如此猛烈，实不足充抵当之任！试观热结膀胱，桃仁承气汤中之桃仁、大黄，足以尽攻破之能事，乃用炙甘草以缓之，桂枝以行之，盖欲以拮抗其峻利之势者也。又若热入血室，亦血热也，而不用桃仁、大黄等。从可知证有轻浅沉痼之殊，方亦有平易险峻之异。要之认证贵的，则有是证必用是方。而在识力独到者为之，亦只因势利导而已，何奇之有？

读说

生化汤为产科名方，出于《傅青主女科》，由当归八钱，川芎三钱，桃仁去皮尖十四枚，炮干姜五分，炙甘草五分组成。黄酒、童便各半煎服。主治产后瘀血腹痛、恶露不行、小腹冷痛。由于其功用为化瘀生新，温经止痛，故名生化。生化汤中诸药皆行养血化瘀，温通排浊之效。唯童便一味，意义深妙：一来以其咸寒之性引阳药入于血海阴浊，以防药浊格拒；二来益阴平热，稍为佐使，则和方内其他辛温之品略成激荡之势，对立统一，使推陈致新之功更著；三来引败血下行矣。生化汤不但广泛用于产后或小产、人流、药流后恶露不行、败血不去、胎盘滞留、儿枕作痛、宫缩不良等，更由于其具推陈致新、养不留瘀、活不伤血之优，故常作为产后一般常规之药运用。余临床常于生化汤中增益母草、芥穗炭二味，以加强入络、化瘀、搜浊之功也。

案中患妇"分娩后，腹大如故，次日更大。医生以普通之生化汤加减与之，日大一日，腹痛异常"者，缘由有二：一者药不对机，二者药力不及也。

"有以予为荐者。病家鉴于其临近之产后腹痛肿胀，用温补而愈者多人。以为予好用热药，未敢来请"——病家之偏见，实源于医家之偏见耳。譬如，虽曰产后"四肢百骸俱虚"，但因产妇个体不同、孕胎过程中生活方式和环境不同、生产过程顺逆轻重不同、产后摄养不同等因素，产后常有风侵、寒凝、血瘀、浊停、气郁、气营热毒、癥瘕积聚之患，故治亦不同，法随机出，方以法立，岂唯一法一方，或一温一凉，或一养一泄所能赅定。"迨延至五日，其大如瓮，几有欲破之势"——撑胀之甚，病势之急也；"且下部气不至，而坚硬矣"——撑胀欲破、矢气不行而坚硬，显是实浊坚结之证也。

"审问其产时，胎已先死，而血与水点滴未流"——胎死以出而血水点滴未见，病因明矣。一个"审"字，见黎氏追根溯源、查因断机之敏锐之谨严；"予断此为水血相混，腐败成脓"——如大疮然；"热极，气滞而肿也"——病机之识见，精准且明朗若此。产后败血污水闭阻不出，淤结成实，气滞不通，乃成子宫恶结之证，当胀痛不可近焉；久则化热，如腐败血水而成脓，当尚有高热畏寒之候矣。

"病毒如此剧烈，非大猛烈之剂不能攻取。深思良久，乃与桃仁承气汤合大陷胸汤与之"——如此血水脓毒热结之证，已远非一个"恶露不行"所能括尽，亦远非一剂生化汤所能撼动丝纹。此证其机和《伤寒论》106条"热结膀胱""少腹急结"之瘀热互结、血蓄膀胱之证大同小异。异者，一为血水热毒混结子宫，一为血热瘀结膀胱而无水热之结；同者，皆瘀热邪结于下焦，故此案之证亦可用桃核承气汤活血化结、通下瘀热，然方中尚无开泄水热互结之品，故黎氏又合以泻热逐水破结之大陷胸汤。其实二者合方之功乃桃核承气汤通下瘀热，加甘遂破逐水结而成，于此证可谓对证对机、对性对位，效专力宏。黎氏组方之精之准，由此可见一斑。

桃核承气汤由桃仁、大黄、桂枝、炙草、芒硝五味组成，实乃调胃承气汤加桃仁、桂枝而成。调胃承气汤合桃仁入血室通下瘀热，无疑为方之主力，然桂枝之用更见仲师组方思想之奥妙。一来，桂枝气血两走，于此方中可导药功由气入血而助力通瘀；二来，桂枝辛温通阳，和大黄苦寒泻下相配，则成苦辛相荡、寒温互激、对立统一之势，尤助于全方荡涤推陈之效；三来，桂枝、炙草辛甘化阳，以补通下伤阳之虞，属补偏救弊之用。此处桂枝之用，与《金匮要略》桂枝茯苓丸之桂枝，其意几近矣，唯后者为方中之主将耳。

此外，单以"腐败成脓"言，此案之患和《金匮》大黄牡丹汤证有相同之处，大黄牡丹汤可用。桃核承气汤和大黄牡丹汤两方皆有大黄、桃仁、芒硝，所异者，前者有桂枝、炙草，后者有丹皮、瓜子；后者通下瘀结热毒之力更强，尚有排脓之功，然前者有护阳通阳之效，故于产后之体尤宜。

"服后，下脓血半大桶，其臭不可向迩。腹肿消其九成，所余茶笼（一种可以保暖的"包壶"，即以藤或竹所制、内嵌棉布棉花、中可放置瓷壶或瓦壶者。粤语谓之茶萝）大者，居脐右，仍痛不可耐"——松散腐败大浊骤去，紧结坚顽痼邪藏守。藏守于血室边角或深络之处，此亦即"独处藏奸"耳，固非"寻常攻痛之药"所能动矣；"予继投寻常攻痛之药，不少动。因谓病家曰：'此燕师之下齐七十余城，独即墨负固为牢不可破（此《史记》中之战国史事。言已攻下大部城池，唯剩坚固一城牢不可破。案中以此喻痼邪独守，可谓恰当），故不得不用抵当汤，直捣中坚，一鼓而下。'"——虽剩坚顽痼邪，然其驻守时日不长，立足未稳，故急需入络搜剔拔逐攻下之剂"直捣中坚，一鼓而下"，而抵当汤首当其选矣。方中首赖水蛭、虻虫入络搜剔"拔寨"，破血通瘀、逐邪出巢；次以酒大黄、桃仁化瘀攻泻，一捣而下。需要注意的是，如痼邪旷日持久，则邪根深植、正邪胶结，于此万不可以汤药荡之，以防拔根损元、撕膜伤络、荣泄血涌之变；须丸剂峻药缓攻、缓消、缓磨，则宜抵挡丸也。抵挡丸、汤药构相同，唯汤者荡也、丸者缓也。方名"抵当"者，言非此类尖锐攻拔之剂，则不能抵挡之。故患妇"如法煎服"而"肿势日渐消尽，身体如常矣"。

"再三年后，此妇又连产二子——由其体质强健故尔。"邪尽正安，败去新生，清除愈干净则康复愈彻底；如当初除邪不尽，败血干结于血室深络，荣卫滞塞，新血不生，衍缠既久，羸瘦面黯、肌肤甲错，则干血之痨乃成，此又大黄䗪虫丸之证，兹不赘言。"此证使当时稍有因循规避之见，不敢放心放胆，则命不可保矣"——的言耳！性命攸关之际，须当机立断，于医者，识见、胆略不可或缺，而丰富之经验尤可使风险降低至最低限度矣。

"去年神州医药报，有提议抵当汤内之虻虫、水蛭，药肆不备，即得之，又恐病家不愿服，欲以他药代之；有议以干漆炭代之者"——余临床未有运用干漆炭之经验，不敢妄议，然以常理推之，恐远差虻虫、水蛭之大力也；即使"热结膀胱，桃仁承气汤中之桃仁、大黄，足以尽攻破之能事，而乃用炙甘草以缓之，桂枝以行之"，故其峻利之势亦非比抵当也；"又若热入血室，亦血热也，而不用桃仁、大黄等"——轻浅之热入血室者，小柴胡汤主之。《金匮要略》云："此为热入血室，其血必结……小柴胡汤主之。"

此案病虽凶险，然于"识力独到者""亦只因势利导而已"，因机破解，顺理成章，故无奇可言；而于常医言之，自是惊叹连连；于当今社会背景、医疗现实言之，更不可思议耶。一者，有此识见、胆略、经验之中医，当今已是凤毛麟角；二者，如此之患已非中医所能插手矣。

19. 产后浮肿

尖岗圩谭某之妻，分娩后十余日，胃气渐弱，渐咳，痰多，四肢浮肿。医家泥产后宜补之说，参、术、归、地，摇笔即来，愈服愈肿；或以川朴、槟榔等攻之，胃气更改。

延予诊，即主扶元阳、散水饮——真武汤加味。十余剂而肿消，胃纳进，神气复元矣。

谚云：胎前毋补，产后毋攻。此证与前一案（产后少腹肿满），皆用攻剂而获治。产科方家，可以恍然矣。

读说

案中患妇，"分娩后十余日，胃气渐弱（食纳渐减之谓），渐咳，痰多，四肢浮肿"，此三者显为水饮逆上且四泛之证也。

产后虽皆有气血虚亏的一面，然更有气化力弱、运行劲头不足的一面，故产后以化补、运补而扶"生生之气"为宜，如腻补、蕴补、大补反滞遏气血津液，停而不化，痰湿水饮乃生，而原肿者愈甚。案中"医家泥产后宜补之说，参、术、归、地，摇笔即来"，故有"愈服愈肿"之变；"或以川朴、槟榔等攻之，胃气更改"者，乃产后因虚而滞之证，即有痰饮淤阻之机，亦非单纯攻利之剂所宜，不但于事无补，反更伤胃气矣。

黎氏"主扶元阳、散水饮"之法而以真武汤加味治疗。真武汤本温阳化气行水之剂，而方中除白术又有健脾益气之效外，白芍尚有护阴养营之功，故较之苓桂术甘汤尤宜于产后气血虚亏、元阳弱乏而水饮泛逆之机者，故"十余剂而肿消，胃纳进，神气复元矣"。

"谚云：胎前毋补，产后毋攻"，此常规之言，非为一定之理。黎氏言"此证与前一案（产后少腹肿满），皆用攻剂而获治"者，非全是也。前案乃大实结聚而有脓毒败血之险，故非攻下而不能挽狂澜于既倒，即使体有虚亏亦势所必然，此亦"有故无殒亦无殒也"。此案当因虚致滞、水饮逆泛之缓候，故需补益化利兼施，而真武汤实温扶化运之方矣。可见，二案非皆用攻剂耳。

20. 温邪热厥

吉源坊谭礼泉之女，患发热，医数日，未愈。忽于黎明叩门邀诊，至则见其发热大渴，而手足厥逆。礼泉见前医连用犀角，恐其寒化脱阳也——世俗最畏热药，习闻予以温药起死回生，以为我偏于温补；多有延至手足厥冷，始来请救，意谓非予莫属焉——于是破晓邀诊。

诊得脉浮滑，断曰："此热厥也。太阳表邪，随热气入里，致阴阳气不相顺接，故厥耳。"礼泉曰："连服犀角，何以其厥非从寒化？"予曰："少许犀角，安敌方中之羌活、独活、陈皮、半夏乎？此证原系少阳，小柴胡加减本可了，乃误服'方不成方'、以燥药为主之剂，故变热厥也。"与大剂白虎汤，即愈。

读说

案中患女，"发热大渴，而手足厥逆"，黎氏"诊得脉浮滑，断曰：'此热厥也。太阳表邪，随热气入里，致阴阳气不相顺接，故厥耳。'"

发热大渴、脉滑而有四逆者，矛盾之候非有矛盾之机，乃热邪深伏于里而阳郁不能通达四末之机明矣。此因热致厥，故为热厥，热愈深结，则阳郁愈甚，而厥愈深重，故《伤寒论》355条云："厥深者热亦深，厥微者热亦微。"又《伤寒论》厥阴病篇337条云："凡厥者，阴阳气不相顺接，便为厥。厥者，手足逆冷是也。"

　　此案之厥，正乃热结于里、阳郁不通而阴阳之气不相顺接所致，故当属厥阴之热厥，与少阴阳微阴盛之寒厥自当有别，与气郁致厥之四逆散证、血虚致厥之当归四逆汤证、水饮致厥之茯苓甘草汤证、痰食致厥之瓜蒂散证以及寒结热郁致厥之乌梅丸证、上热下寒致厥之麻黄升麻汤证等亦大有异耳。黎氏言此为"太阳表邪，随热气入里"，而未有前期病程之述。如真乃太阳表邪入里所化，病前当有外感之历、病初当有表邪之候；如有外感之历而无表邪之候，当为外感之邪直中厥阴之位；如无外感之历、表邪之候，而因于惊吓、食伤、郁怒等者，当为内伤矣。

　　黎氏言："此证原系少阳，小柴胡加减本可了，乃误服'方不成方'、以燥药为主之剂，故变热厥也。"黎氏之意，此本系太阳邪传少阳之证，因治不得法，误服温燥，致邪不外达，燥热于少阳之表反入厥阴之里而成热厥之证，故余意病初当又有少阳之候也。

　　《伤寒论》厥阴病篇350条云："伤寒脉滑而厥者，里有热，白虎汤主之。"虽厥阴热深厥深，然热结于里而发热大渴之机，与阳明燥热炽盛之质一也，故治非白虎汤莫属。窃以为，白虎汤之有石膏，非但直折燥热，更有软坚散结、发越郁阳之性，于热深阳郁之厥尤为恰宜也。另，如此热深厥深之证，白虎非大剂不可攻越矣。故案末言："与大剂白虎汤，即愈。"

21. 胶艾汤治小儿溲血

东里坊轿夫谋某之女，年五岁，甚肥健，颇能耐寒；常到门前嬉戏。

忽十数日不见。见，则颓瘦异常，面白体倦。问之，乃父云："小便下血！就小儿科医，不意其竟至于是也。"余予以胶艾汤，数剂而愈。

读说

案例叙述颇为简略，许多信息需要推测。第一，五岁幼女，"甚肥健"，患"小便下血"，令人疑心是否为儿童性早熟症？所谓"小便下血"者，可否为"经血早来"而家长和医者疏忽不察所言？然十数日即见患儿"颓瘦异常、面白体倦"之状，似又非性早熟之候矣。如真为此患，则数剂胶艾汤虽可止血但非愈病耳，须进行规范合机、系统长期的综合治疗。第二，若果为"小便下血"，则多为西医尿路感染之患。于中医而言，四诊未详，唯言患儿"小便下血"而"颓瘦异常，面白体倦"，又言"予以胶艾汤，数剂而愈"，则可推知此乃下元虚寒，太阳少阴血气不固，而血泄更致血亏体耗之证，而胶艾四物汤对证对机，故可数剂而血止。然以微观角度言，隐血未必消也。此患如在当今医疗背景下，治疗效果须经尿检，确定潜血阴性，且患儿体质体力精神恢复、证候消除、吃喝拉撒睡正常的情况下，才能认定疾病痊愈，方可停止治疗。

胶艾汤源于《金匮要略》，又称芎归胶艾汤，由阿胶、艾叶、干地黄、芍药、当归、川芎、甘草组成。在运用过程中，干地黄多以熟地，芍药多以白芍，甘草多以炙草，故此方实乃后世四物汤加阿胶、艾叶、甘草组成，因言胶艾四物汤。《金匮要略》中，此方主治妇人冲任虚寒、下元不固、阴气不守所致漏下不止或半产下血、妊娠下血（胞阻）者。艾叶温经止血，熟地温养冲任，二者温固下元、温养冲任而止血；阿胶血肉有情、濡养奇经、补血止血；四物汤养血和血，补阴血而不留瘀，除旧瘀而归新血；炙草甘养中土并调和诸药。可见，胶艾汤乃温下元、养奇经、固阴气、补血损、止下血且可除瘀布新、血肉有情而有生生之效的一首佳良经方也。

22. 月经过多

予于仲景之书，颇喜玩索，而医林谬采虚声者，竟不乏人。医生潘少干，最折服我医学者也。其妻常患月经多来，头眩心悸，面无华色。补气补血之药，屡服罔效。

延予往诊。至则其诊所之病人已满，遂登楼诊治。其脉沉微。先以大剂四逆汤加蕲艾，并以赤石脂入煎。服数剂，经水始断；续予真武汤加蕲艾，渐趋强健焉。

读说

此处"月经多来"者，谓月经频来或经期延长而量多也。然早言月经多来者，尚括当下之功能性子宫出血（亦即功血）也。月经过多，其机可谓五花八门，不一而足，有血热妄行、阴虚火迫、冲任虚损、肝郁化火、虚劳元亏、脾虚下陷、外邪伏胞、血瘀胞络等。"月经多来，头眩心悸，面无华色"者，常医多以气血虚耗论治，方药恐不外人参养荣、归脾、当归补血之类，然"屡服罔效"者，定为方不对机。

黎氏诊"其脉沉微"，则一语道出机关。无论以前属何证何机，当下阳亏至微而无以煦化固摄乃最为关键之机，而四逆、参附之剂自是首当其选。

虽至如此之证，然常医有泥于陈见、识陋寡闻而诊不及此者，有偶而思及但因未见四逆肢厥而犹豫不定者，更怯于四逆、参附之辈，恐其辛热愈泄其血矣。

　　黎氏识见胆略自是不同常医，秉循"有其机即用其方"之旨，果敢施以大剂四逆汤以复阳固本为先，又顾及"经血多来"之症而加艾叶、赤石脂二味以兼施温经固摄止血之功。艾叶取法于《金匮》胶艾汤，赤石脂取法于《金匮》桃花汤；艾叶辛温而动，赤石脂涩温而静，二者相反相成，共奏止血而不留瘀之效。于是乎，"服数剂，经水始断"。

　　后"续予真武汤加蕲艾"者，乃取真武汤温阳转气、运土化营之功以"复旧"也；加艾叶者，增其温经固血之效。于是乎，"渐趋强健焉"。

　　四逆汤加艾叶、赤石脂以及真武汤加艾叶之用，彰显了黎氏经方运用过程中既坚守"方机对应"之则而针对本质机转，又活用妙用经方之药而兼顾具体证候，守经方之神而不泥其形，取其法而善增减分合，进的去，出的来，值得我辈学习和思考耳。

23. 肉糜润燥

东里一老翁，年八十余也。曾患太阳寒水射肺之证，发热而咳。与小青龙汤，热退，咳仍未尽除。畏药苦，不愿再服，咳遂日甚一日。平昔性好游动，今不出门，将一月矣。忽翁之子来告："父病久困床褥，以为行将就木也。近者，不食数日，忽欲食鱼粥，顺其意与之。乃今早直欲食肉糜，未识可否？"余问其大便若何？答以"不更衣十余日。现咳嗽已无，常觉口干燥。自昨日食鱼粥，语声顿爽"。余喜曰："此元气有自复之机！病能渐从燥化，实吉兆也。与肉糜润之，当愈。"嗣后，饮食渐复常态。未几，此翁又安步街衢矣。

人多谓庇留好大剂，好热药，岂知予亦用平淡如肉糜者，竟以愈卧床久病之八十老人耶？

读说

足太阳和手太阴共主皮表而统荣卫。寒邪外犯，太阳、太阴皆处"应激状态"，相互协调共抗外邪。二"太"又同为主水之经之脏（腑）而分为水之上源下流。风寒外感，太阳经腑不利，寒水之气不化，遂逆上射肺而发为外（太阳）寒内（太阴）饮、发热而咳等症，正如《伤寒论》40条所云："伤寒表不解，心下有水气，干呕，发热而咳，或渴，或利，或噎，或小便不利、少腹满，或喘者，小青龙汤主之。"此正太阳寒水射肺之证耳。

案中患翁，"曾患太阳寒水射肺之证，发热而咳。与小青龙汤，热退"者，太阳表解也；"咳仍未尽除"者，太阴未全舒展矣。因"畏药苦，不愿再服（所谓老人成孩子性），咳遂日甚一日"。

患翁久咳、久卧既伤肺本身之气津，又损肺之布散气津之功。脏腑因之津枯燥化，遂有不更衣十余日、常觉口干燥之症。脏以喜为补。"忽欲食鱼粥"者，脏腑欲得鱼粥之润矣；与食之，脏腑定得其润，津润则其活力有复，而语音转亮也。"直欲食肉糜"者，亦同此理，而肉糜更润耳。《本草从新》言："猪肉，水畜，咸寒，食之润肠胃，生精液。按猪肉生痰，唯风痰、湿痰、寒痰忌之；如老人燥疼干咳，正宜肥脓以润之，不可执泥也。"故黎氏喜言："此元气有自复之机！病能渐从燥化，实吉兆也。"

人体自调自愈之功能，乃疾病得以痊愈的内在根基。病中之人如索食所喜，亦自调自愈之需。元气亏耗之体食其所喜而精神有转佳之势，则元气有自复之机也。当然，此跟病危之人而现回光返照之状者迥然有别也。明医皆能识及人体自调自愈之能，而于诊治过程中时时顾及、时时保护、顺势而为而不越俎代庖或埋没打压，反之则病势缠绵或回转无力。黎氏即此明医也。故继"与肉糜润之"，且知"当愈"矣；果然，"嗣后，饮食渐复常态。未几，此翁又安步街衢矣"。

24. 四逆汤治猝脱

吴涌东头街尾，一酒米店司酒房之伙夫，素无病，忽倒地不省人事，手中厥冷。有医者处方，煎药将服；复邀予至，见其脉沉微。曰："此猝脱也。急以四逆汤灌之！"前药已斟，色黑，地黄之类也；弃其药。服四逆汤而愈。

读说

"倒地不省人事，手中厥冷"者，显为厥证。然"厥"常有少阴之厥和厥阴之厥。少阴之厥者，脉多沉微，乃少阴心肾阴盛阳微或阳脱而无以温煦也；厥阴之厥者，脉多沉弦，乃厥阴之位（乃肝和心包及其相关气化"功能态"，为罢极之本、阴尽阳生或复之位）因邪结而气机阻遏致阴阳气不相顺接而不能温煦也。

本案患者本劳力肌壮之人，"素无病""忽倒地不省人事，手中厥冷"者，以常理推之，应多属阴位邪遏气结之厥（厥阴之厥）或阳位"热深厥深"之厥（阳明之厥）。然究属何厥？案中叙证简略，唯后补"脉沉微"一候，则少阴之厥"呼之而出"，体现了黎氏注重以脉定证之术长。猝脱者，阳气猝然而脱，乃少阴厥逆之机也，故宜四逆汤急灌以回阳救厥矣。夫方机对应，急煎频灌，救治得法，则厥愈自在预料之中。

此外，厥证之发，患者之前多有阴寒猛乘慢侵或阳气急伤暗耗之因也。本案患者"素无病"，当表象耳，案中虽未深究发病之由，然并非无缘无故矣。至于黎氏言前医之药"色黑，地黄之类也"，恐是猜测之语，意欲凸显四逆回阳之法焉。

25. 小柴胡汤救逆

世传麻黄、桂枝，为大燥大散之品，相戒不用，即用亦不过三四分而已。不知太阳之麻黄证，俱用三二钱。以汤名证，则必藉麻黄、桂枝之力也明矣。然必认证的确，用之方无弊。不然，麻黄证而误用桂枝汤，桂枝证而误用麻黄汤，皆宜有弊。况少阳之小柴胡证，而误用麻黄者哉？

里海豪林里谋某，六十之老翁也。得少阳病，医者不识，而乱投羌、独、麻、桂；谓予常以麻桂而取良效，是以亦乐为之。然翁服其药，由轻而重，由重而危。夫医事关系司命，若习焉不精，遽易为东施之效颦哉？予以小柴胡汤加减，数剂而愈焉。

读说

此案无非强调治病必先识病断证，有是证用是方；证之所需，即如麻桂（世传"大燥大散之品，相戒不用，即用亦不过三四分而已"）该用则用，该用大量则不可小，切不可为世俗庸碌之言所蒙；"然必认证的确，用之方无弊"。此皆为医之常识，不必赘言。

余此处欲借机申明，欲以伤寒六经之道识病断证，则不可走当下——拼凑症状以机械对应某经病某方证——这样的"方证对应"之路，而必须在彻底明晰六经病各方证本质病机的基础上，再通过四诊信息辨明患者证候群后面的病理机转之实质是什么，然后以此为依据来断定该患属于某经病某方证。如此以本质病理机转为依据来识病（六经病）断证（方证），再以相应经方来治疗的诊治模式，便是余常极力倡导的"辨机论治""方机对应"之学术。

方证对应模式多始于辨病终于辨证，然后以"证"获取所对应之经方。窃以为，应以辨"机"为要，即辨明此证的内在病理机转或核心机要点。例如，"少阳之为病，口苦、咽干、目眩也"乃少阳病提纲。一些医者只要在患者证候中见到此三症，大多就辨为少阳证或者兼合少阳病，但是少阴虚火上炎也往往会导致此三症（这个相信大家不会有异议）。可见，口苦、咽干、目眩为少阳病提纲者，乃其主要或常见证候，而非少阳病之独有矣。辨出"口苦、咽干、目眩"三症是少阳郁热扰窍，还是少阴虚火上炎；是怎么来的，是外感还是内伤，和自然天候气运、患者体质因素以及个人不合自然节律的各类生活因素有无关联，会怎么发展——这就是辨机。以此类推，对其他五经病提纲和辨病、辨证、辨机的理解和运用，亦应作如是观（当然这个"辨机"不止于六经辨证，还可基于其他辨证模式，如脏腑、经络、八纲辨证等）。

少阳病小柴胡汤证，以常理言之，多为邪郁半表半里而枢机不利的少阳热郁证，而其病理本质，一言以盖之，乃邪入（或出）而与正气搏郁于少阳（包括胆和三焦之经络脏腑）表里之间，以致正邪分争、枢机不利、升降出入不畅。故凡由此病机所引发的一切证候，如或发热、或烦、或呕、或渴、或咳、或悸、或小便不利，以及少阳相关部位之胀满、结闷、痞硬、疼痛，甚至一般阴阳不和、阴阳不交所致之证，皆可以小柴胡汤为基础化裁加减来调治，而不仅仅囿于口苦、咽干、目眩或寒热往来、胸胁苦满、默默不欲饮食等症。

同样，太阳病表证的病理本质，乃风寒之邪外侵于表或内出至表所引发表气不通、卫阳郁遏、营卫不和、正邪争斗之机。其中如肺气郁闭者即麻黄汤证，麻黄汤则可放胆用之；如为体虚表疏或阴阳两虚（尤其是中阳虚）而祛邪无力者，即使无汗，桂枝汤则用而不疑；如表气或肺气郁闭、郁热内生者，大青龙自是当仁不让；如兼寒饮遏肺者，则舍小青龙无他也。

26."失心风"用风引汤例

九树社谋某，中年人也。病中风，旋行屋内不休，自言自语，语无伦次，如狂状。据《金匮》，当用防己地黄汤。余乃用风引汤，去干姜，入竹茹，连服二剂而愈。

读说

失心风者，精神错乱如心失也。风者，同疯，疯癫、疯狂也。

此案叙证简略，只言疯状，未诉舌脉，病机无从明了，唯以风引汤二剂治愈可推知。此患病机当为火热熏蒸心脑、扰乱神明之证。风引汤由大黄、干姜、桂枝、龙骨、牡蛎、滑石、石膏、寒水石、赤石脂、白石脂、紫石英、甘草组成。六石二介（龙牡）降火入水，交通心肾，重镇安神，这是共性。其中滑石、石膏、寒水石分别清泄上中下三焦之火热，滑石尚导热从小便而出，此三石者，清代叶天士亦喜用，想必于此而得；龙牡、紫石英和赤白石脂收敛心神、温纳肾气、固摄精血，以防精气神泄散。大黄导热从大解而出，桂枝通阳，姜草守中护胃。全方以清泄重镇为主，然佐以温养摄纳，相反相成，对立统一，则镇泄安神之功尤著而无伤正之虞。黎氏以之去温燥之干姜，而入清化痰热、安神除烦之竹茹，可谓巧修佳化，于火熏而生痰热者，治效尤为稳健。

至于《金匮》防己地黄汤证者，乃阴精大亏、阳无所涵而浮越妄行、扰乱心神之候，较之风引汤证，泾渭截然矣。防己地黄汤以生地黄两斤蒸，绞取汁，取其精华，急以填补阴精、涵阳安神，当壮水之主以制阳光之治也；酒渍几味阳药各1～3分而取汁者，乃取其轻薄流利之气，一来以化生地滋腻之质，二来以微阳之性"诱导"浮阳交于阴中、招降纳叛，三来以轻薄流利之气通心窍耳。《本经》云防己"通腠理，利九窍"，桂枝、防风通阳化阴；2分甘草，一来甘缓守中，二来调和于诸药以及药人之间以防格拒。较之风引汤，此方则以填阴精、纳浮阳、安神位为主，而略佐以微阳流利之品，化阴通阳，招降纳叛，亦对立统一、相反相成之策。

　　由风引汤和防己地黄汤之组构用法，可见仲师相反相成、动态平衡、严谨灵动的治疗策略，值得我们玩味思索。

27. 盛暑少阴直中

东头街天生堂药店，司事黎某，于傍晚忽头目眩晕，不省人事。即延予诊。脉沉微，四肢厥逆，振寒。时盛暑，其子为之下榻于铺面，盖以大被。余嘱煮老姜扎其头部，复与四逆汤。俄而药气至，手足即温；次早无恙。由此，药店中多有传抄此方证，以悬之座右者。

读说

患者头目眩晕、不省人事，见此症者，病证何其多哉？然又"脉沉微，四肢厥逆，振寒"者，则定为阴盛阳衰之少阴四逆证矣。此但凡稍读仲圣书或知中医基本常识者，当无含糊也。此与厥阴"热深厥深"者自有本质之别。后者因热邪深结于里致"阴阳气不相接续"之四逆者，脉虽沉但为滑实而躁之象，而外候当有气粗息高之状矣。

头为诸阳之会，心为神舍，皆为清窍所在。如阴寒直中少阴，阳衰而伏，无以煦达，而阴霾当空，充斥阳位，则头目眩晕、不省人事及四逆之症见焉。如此之证以四逆汤回阳救逆，则阳复阴退而愈，自不待言；以老姜煮巾而扎其头部者，乃于阳位以阳引阳，则阳更易复位也，此不拘一格之妙法，唯黎氏灵感可及焉。

然另有一端，话说盛暑之时，何来阴寒直中少阴而四逆乎？答曰：此中阴暑耳。暑日炎炎，皆以暑气为阳，何有阴暑之说？于理而言，暑气皆指盛暑阳热之气，未有暑气属阴者。但暑时非唯阳热之气，因夏暑之时乃一年阳热极盛之时，而阳极必阴，热极必寒，故暑热之背（背面）必有阴寒存焉，此自然之理耳。此暑时阴寒之气，有医者称为阴暑也。然其伤人者，必是特定之人于特定之时或特定之地。特定之人者，少阴心肾阳亏之体也（盛夏之时，即使常人亦阳散于表而虚于里，况少阴心肾阳气素亏之体哉）；特定之时者，客观因素有天气违和，非其时而有其气，如夏暑之时而有阴寒之气，主观因素则多见吃冰饮凉之后也；特定之地者，阴僻少人烟之地或阴寒深窖也，现今阴寒空调房亦是。想必此案中黎某必合上述之一二，如此则阴暑可直中少阴而致阳衰阴盛之四逆也。此纯自然阴寒之气中人也，然尚有阴性"信息"之恶伤人者。

盛夏午时，一年盛阳合于一日盛阳，阳极必阴。此如茫茫田野无人行动之时，虽赤日炎炎于上，然暑热蒸腾中必弥漫透发着一种阴森之气，但凡于乡间生活过的人多有如此体验矣。然此阴森之气中以一种阴性信息为恶，其伤人后有者竟死于隐僻之处，平时无病无患而死状怪异；有者中伤则患精神方面之病证，乡人多以祝由之法疗之，然少有愈者，多者终生不愈，时好时坏，直至病亡。无他，举此以明理也。

至于药店传抄此方而悬于座右者，当毫不识医者所为，故似渲染之笔，岂药店中司药及至坐堂郎中未有知四逆汤方者乎？

28. 木舌

　　龙田坊吴心明乃翁年逾花甲，忽患舌大满口，不能食，不能言。余审其脉洪大，是为风火入心，风承火热，火藉风威。主风引汤，一服即愈。

读说

　　木舌者，字面似为舌之感觉麻木意，然在中医则自有定义焉。明·楼英《医学纲目》："木舌者，舌肿粗大，渐渐肿硬满口；不急治，即塞杀人也。"正如案中所言"舌大满口，不能食，不能言"。

　　医所共知，心开窍于舌，舌为心之苗；然脾主肌，舌属肌自不例外，且脾脉"连舌本散舌下"；而肾经又"夹舌本"。舌本着，舌根也。以部位言，心气通于舌尖，脾气通于舌中，肾气通于舌根。可见，舌为心脾肾所共管。

　　木舌多为火气上蒸所致，而火气之由源于心脾者多，但下焦相火蒸腾水气循肾经上浸者亦可致之。心脾积热所致者属实。《圣济总录》言："口舌生疮者，心脾经蕴热所致也。盖口属脾，舌属心，心者火，脾者土，心火积热，传之脾土，二脏俱蓄热毒，不得发散，攻冲上焦，故令口舌之间生疮肿痛。"此虽言心脾积热导致口舌生疮之由来，亦可为心脾积热导致木舌之缘起（而小儿弄舌多为心脾积热上扰所致）。下焦相火所致者，多由肝肾阴亏引发，乃阴亏火蒸、水气上浸之机。此证左脉多弦细或虚细，右脉多滑大或洪大；或者脉浮取而大，沉取则虚细。

案中木舌，黎氏言"是为风火入心，风承火热，火藉风威"，概之当风火入心、相煽而上蒸心苗也。火蒸无疑，然是否兼风？黎氏叙案简略，无处可考。若果兼风，则于木舌之发，尤推波助澜矣。此案以急性发作而脉见洪大，确似风煽火腾之势。尚确存风火相煽之机，则外风之侵、内风之生皆可风助火势，则此患当有承受外风之历，或素有内风由生之机焉。

然不论是心脾积热或是风火入心，以风引汤（其方义可参26案余之说解）皆为对机之治，且上清中消下泄、上降中固下纳并前后分导，故"一服即愈"当意料中事。黎氏于此能思及此方，乃灵出于对经方之组构皆烂熟于心、对经方之机妙皆了然于胸也。

余曾诊一例中年男性木舌患者，辨为下焦相火蒸腾水气而循经上浸，以猪苓汤加知母、黄柏治愈。

29. 少阳之闭证

　　少阳病，亦有惊人者：沙涌张某之妻，病过十日，热仍未退，口苦渴，胸胁苦满。诊时，其家为之办身后事，忙极！——因其目闭不开，不能言语——亟问："尚可治否？"余断曰："此少阳证，少阳脉起目外眦，风火交攻，故目闭；热入里，故语言难出。"即以小柴胡汤去半夏，加竹茹、天花粉等，一服即目开能言；再服两剂，热退神清而愈矣。家人以为起死回生！实则此非大症，不达不读仲圣书者，莫由识之耳。

读说

　　此实少阳郁闭之证耳。

　　以情理度之，此案叙述似有矛盾之处，其后既言"目闭不开，不能言语"，因之"其家为之办身后事"，诊时怎知"口苦渴，胸胁苦满"（当然发热可一摸而知）？忖度其"目闭不开，不能言语"之前，而与家人自诉有"口苦渴，胸胁苦满"之症矣。因案中未叙舌脉，故此症及发热乃读者了解证情发展之关键。

　　以常理言之，厥阴证机以阴结为主，位深而寒热错杂。厥阴者，肝及心包之位（包括其经络及其脏腑）。厥阴结则气血不通、阴阳不续而四逆脉微，轻者如四逆散证，重者如乌梅丸证以及热深厥深之白虎、承气汤证等。如厥阴结甚波及心包，则神气郁闭而见目闭不言，乃为闭证。

相对而言，少阳证机以热郁为主而位浅，故郁多闭少。但少阳之位，如以半在表半在里之"轻描淡写"或纯以胆之经腑度之，则大有失矣。少阳，更涵半表半里之大腑——三焦阳腑之位。三焦者，何也？最要者，乃元气通行之大道耳。清医家周学海于《读医随笔》中言"通行内外，应腠理而主一身之半表半里者，为少阳三焦之气"，乃有见地之言。故尔，如少阳邪气由胆经（不单指经络）扩及三焦，由郁至闭，三焦遏阻而元气闭塞，则少阳郁闭之证乃成，而亦有目闭不言之状也。可见，少阳郁闭之证虽少见，然顺乎机理，非预料之外。

此案患者"病过十日，热仍未退"，不知热自何来？然其伴随"口苦渴，胸胁苦满"，则不正是热郁少阳之证哉？

于一些个体，病位、病性与病程不无关联，但辨经病、辨方证最为吃紧之依据，则唯反映病证机转之证候矣（包括舌脉在内）。有人患病成年累月，但总是不离太阳病表证者，临床不乏其人，余时有遇及焉。

然此患瞬时即变，于黎氏就诊时热虽未退，又已然"目闭不开，不能言语"矣。此恐有两种可能：一者少阳病位未变，唯于胆经扩及三焦，郁热尤甚而至闭矣，已然少阳郁闭之证耳；二者热邪深入于里脏，但仍不离闭证之机焉。此刻二者又如何辨别？恐脉象最是紧要。如脉弦数而大，且患者意识较清或意识不清较浅者，则为少阳之闭；如脉较沉而左寸关滑数，且伴有痰声辘辘、意识不清者，则多为厥阴之闭耳。

　　黎氏虽未明言脉候及其他伴症，但判为"少阳证"者，恐从此中来也。言"少阳脉起目外眦，风火交攻，故目闭"者，有强解之嫌，似是而非矣。风火交攻属动，岂有目静而闭之理，实乃少阳邪热郁闭、枢机不利、目窍开合失司所致；"热入里，故语言难出"者，实非为入里，唯于胆经扩及三焦，而郁热尤甚而成闭矣。故黎氏即以小柴胡汤疏少阳郁闭；去半夏者，恐其温燥助邪热也；加竹茹、天花粉等者，清热润燥，化浊通络而启闭也。熟络经方者可以看出，此黎氏实取法于柴胡桂枝干姜汤以开少阳"微结"之义，但去桂枝、干姜之燥热，留黄芩、花粉之清润。余意，如留方中牡蛎（用生）以助开结润化，则尤为佳选耶！虽如此，黎氏于经方分合化裁于股掌之间，值得为后世拘泥经方者以示法开导之范也。

30. 四逆汤之霍乱证

霍乱证，伤人最速；善治之，则其愈亦速。谭寨谭某，贩茧绸为业，适由佛山回乡，多饮茶水，晚膳后，精神尚如常；睡至四鼓，下利；至晓，下利已三四次，趋迎予诊。按左手脉未毕，即不能忍，急如厕；后持其六脉皆沉，与大剂四逆汤，嘱其连买两剂，盖恐药肆远隔，购药不便也。翌早，病者自来门诊，若无病状。据云："昨日药未及煎，疴呕殊迫，且吐于枕畔，不能起床。服药后得酣睡，即醒复疴。乃服第二剂，寻进饭焦半碗，下午疴呕俱止。晚食饭焦一碗，安睡如常。"今徒步来诊，遇人询及，几以昨日之事，为夸诞云。

读说

霍乱是以突发呕吐、下利为主要临床表现之病证。霍者，急骤、卒然之意；乱者，缭乱、变乱之意。因其发病突然，顷刻之间吐泻交作，挥霍缭乱，故名曰霍乱。

霍乱其因，多由饮食不洁（节），冷热不调，或感受暑湿、寒湿、疫疠之邪，中伤脾胃，使中焦升降失职，清浊相干，气机逆乱所引起。此正如《灵枢·五乱》所云："清气在阴，浊气在阳，营气顺脉，卫气逆行，清浊相干……乱于肠胃，则为霍乱。"成无己于《注解伤寒论》言："三焦者，水谷之道路。邪在上焦，则吐而不利；

邪在下焦，则利而不吐；邪在中焦，则既吐且利。以饮食不节，寒热不调，清浊相干，阴阳乖隔，遂成霍乱。轻者，止曰吐利；重者，挥霍缭乱，名曰霍乱。"

中医所言霍乱病，实际上包括了多种急性胃肠道病变，范围较大，与现代医学所述由霍乱弧菌引起的霍乱当有差别。后世根据临床表现的不同，将霍乱分为湿霍乱和干霍乱两类：即上吐下泻，挥霍无度者，为湿霍乱；欲吐不吐，欲泻不泻，腹中绞痛，烦闷不安，短气汗出者，为干霍乱。因湿霍乱又有因寒因暑之异，故有寒霍乱与热霍乱之分。寒霍乱者，因于寒湿；热霍乱者，因于邪热。

因霍乱病的发生多与感受外邪有关，且常见头痛、发热、恶寒、身疼等症，与伤寒有相似之处，故仲师将本证列于伤寒六经病证之后，以兹鉴别。霍乱吐利兼表证者与太阳表证不同。太阳伤寒只有当邪气内传，致里气不和，脾胃升降失常时方见呕吐下利；而霍乱初病即现吐利，且病势急暴，其病多从内以发，由内及外而见表证也。

霍乱与太阴脾虚之吐利有相似之处。但太阴病证势轻缓，以腹满而吐、食不下、自利益甚、时腹自痛等为主；此则发病突然，顷刻之间，吐泻交作，挥霍缭乱。二者不难区分。

案中霍乱显为湿霍乱，病势急迫，上吐下泻，挥霍不止，津脱而阳微，于是乎六脉皆沉而四逆也。于现代，急输液可速纠脱水；于古代，有形之阴不能速生，唯无形之阳所当急回。于此紧急关头，除以大剂四逆汤回阳救逆，别无他选矣。此刻善用之，则其愈亦速，原无奇处。然案中"饭焦"之用，则值得注意和称道。

饭焦乃广东方言，指饭底层跟锅底贴在一起烙成金黄色或者黄褐色之焦饭也，亦叫锅巴，余地呼为焦巴。此物本谷食之焦者，温和有余，既消食积而宜于伤食，又养胃气而合乎胃乏。故案中患者在病中唯食之以养，于胃气之急复，助阳气之速回，其功绝不含糊。记得小时候，生活尚较清苦，各家小孩吃不对付时，大人唯以焦馍一块予之，便不再过问，竟也相安无事也。

黎氏案中两提"饭焦"之用，读案者绝不可视其为可有可无之泛泛辈矣！

31. 下利腹痛之四逆证

潘少干，往逢简乡看会景，是晚住一银号。日中多饮水，以数日未大便也。睡至四鼓，大便初硬后溏，颇以得大便为快，嗣则连下三四行。次早回家，延予诊之。予以真武汤去芍药加干姜，服后下利不减，而腹痛。下午，余复往，至则坐客为满，多系业医者。

有爱余者，行至无人处，问曰："病势如何？"予曰："有加无已。晨间无腹痛，今乃增此，非可以轻易视之也。"曰："倘难着手，幸早避去，庶免同业闲话耳。"余曰："君爱我甚厚！然今日之事，我苟不负责，则无人能治焉。前方非不对证，奈法高一丈，魔高十丈何！故当以大剂猛药为之，必效。"

遂主大剂四逆汤。病家睹方，疑信参半，延至入夜，汤成而尚未服。余又至其家，见案头置浓煎之药一碗，而聚讼纷纷，莫衷一是。余慨然曰："若药又不合，我当任其咎！"方议论间，无何而手足厥矣，无何而牙关闭矣。

乃妻彷徨无措。余命将药渐次灌之，并速其再煎一剂；汤未成，而病者能言，叹息不已。然手足未暖，又疴。余趋进此剂，并与饭焦茶，疴遂告止。

次日，处用理中汤加附子，以开其胃，尽日无疴。

次早邀诊，云："夜半复疴。"其妻谓："入晚口渴难忍，因少与之茶，岂由是耶？"遂严禁茶粥。是晚，余亦与诸客在其家周旋通宵。忆去年龙珠禄丰两坊，坏人以百十计者，即此症也。潘之疾寻愈。

读说

析辨之，此患实因饮食不洁（节）所致霍乱腹泻也，病机当中下焦阳亏阴寒、清浊相干、乱于肠胃耳。用真武汤去芍药加干姜（去芍药者，恐其阴柔之性与寒利不符；加干姜者，以助温中固土而止利也）温阳化阴、激浊扬清，本为正治，然正如黎氏所言，因量小不敌邪，使病有加而增腹痛之症。腹痛者，阳微阴盛，寒气入于脾络也。

众医"聚讼纷纷，莫衷一是"，而病家犹豫之间，患者手足厥而牙关闭，遂成少阴厥逆之变。牙关闭者，与仲师《伤寒论》霍乱篇388条之阳微不煦而致"四肢拘急"者，同其理也。此刻之阳微，上方（真武汤去芍药加干姜）虽附子干姜寓于其中，然非生姜之辛散、茯苓之淡泄所宜，而尤须功专力宏之回阳猛剂也。故《伤寒论》388条云："吐利汗出，发热恶寒，四肢拘急，手足厥冷者，四逆汤主之。"于此，黎氏尤心知肚明，故力排众议，以大剂四逆汤渐次灌服，孜孜不断而不改方，"并与饭焦茶，疴遂告止"，终以四逆汤挽命悬于一线。

黎氏倚仗者，乃对病理机转之洞彻、对经方功效之了然、以及胆大心细之自信、急救经验之老道，尤有"医者父母心"之良知、"岂因福祸趋避之"之担当。"我苟不负责，则无人能治"、"若药又不合，我当任其咎"之语，读来真乃回肠荡气，凛凛然激浊扬清也。

次日，虽阳回利止，然受此一劫，中土虚寒，胃气未复矣。胃气，乃病体康复最关键、最首要者，故以附子理中汤温中焦、开胃气。当晚"口渴难忍"者，胃气渐复之兆也；然胃气未壮，当温和粥糜以缓缓润养，而茶粥清凉之品自是严禁之列也。

32. 百合病

谚云："心病还须心药医。"盖病有非药物所能治者。《金匮》所载百合病，殆今之所谓神经病欤。据《金匮》见证及用药，若言之成理者。吉源坊谭某，邀诊。据云"盛暑伏热"。顾外无身热，内无口渴，而暑脉又未现。余殊未了了，只以轻清之品投之。寻思其人，神态呈恍惚之状，则其中似非无故。

次日再诊，问之家人，知其二十余年，雇工西省，归有余蓄，与友人创一银号于佛山，将开办而中止。因着其侄往佛山收回此款。侄去后，日喃喃自语，咄咄书空，辄言："从此乏食，并老母亦将饿死矣。"《金匮》云："此证似热非热，似寒非寒，饮食或有味，或不欲闻食臭时。"观其人坐不安位，卧不着席，太史公所谓"肠一日而九回，居则忽忽若有所失，出则不知其所往"者，一若为此公写照焉。余曰："是心病，非热病也。不可余药，百合汤主之。"因告其家人："是当勿药有喜！"逾十日，舶舟余馆前，见余，作投地求救之状，而形容甚枯槁。余曰："无恐，当静以待之，侄当收款来也。"盖余意其款尚无着落，故憔悴失神乃尔。后西省有信催上，其人即精神奕奕，心君为之泰然矣。

读说

心病者，神志病也，多因七情内伤所致；但伤寒大病或虚劳之后所患者，亦为不少。论其因其机，一般有二：一者，"阳气者，精则养神，柔则养筋"。病后如阳气损乏而郁伏不畅，神失所养，则见神气萎靡或心神不安之状矣。此类以阳乏阳郁导致神情抑郁、消极悲观为主要表现。二者，肺主气、朝百脉而藏魄，心主血而为神所。病后如肺津心阴有所亏耗，则气血不和、百脉不调、虚热内扰、神魄不安，遂有神志之变。此类即乃《金匮要略》名之曰"百合病"者也。此二者皆与当今所言"抑郁证"者类似耳。

《金匮要略》云："百合病者，百脉一宗，悉致其病也。意欲食复不能食，常默然，欲卧不能卧，欲行不能行，饮食或有美时，或有不欲闻食臭时，如寒无寒，如热无热，口苦，小便赤，诸药不能治，得药则剧吐利，如有神灵者，身形如和，其脉微数。""意欲食复不能食……如热无热"及"诸药不能治，得药则剧吐利，如有神灵者"所述皆为神魄失守所致之证，变幻不定，不足为辨证之依据。然以"口苦，小便赤""其脉微数"，结合仲师"百脉一宗，悉致其病"而主以百合知母汤、百合鸡子黄汤、百合地黄汤治之，可得出百合病乃肺津心阴亏耗而百脉不调、虚热内扰所致神魄不安也。

虽说"心病还须心药医""解铃还须系铃人"，但药物之和阴阳、调气血、安神魄之功效不可或缺。前者无疑需以温阳通阳，舒调气机，养神振志为大法；后者则宜滋肺津，养心营以清虚热，调百脉而安神魄矣。仲师主以百合知母汤、百合鸡子黄汤、百合地黄汤治之。至于百合病之命名，有人认为因主以百合治疗此病而得名，有人则认为是"百脉一宗，悉致其病，故命曰百合病"，似于理皆通。我个人更偏向于后者，因仲师一句"百合病者，百脉一宗，悉致其病也"既交代了百合病之核心病机，又明确点出了病名初始之由来。

至于此处主以百合者，清钱塘张隐庵先生《本草崇原》言"百合色白属金，味甘属土，昼开夜合，应天道之昼行于阳，夜行于阴，四向六合……"清后期名医仲昂庭于其后又言"百合形象肺"。而肺主治节、朝百脉，故百合则以昼开夜合、四向六合之象，入肺而节其开合、调其百脉矣。百脉和，则百合病愈。实践证明，百合确有养阴清热、润肺宁心之效。可见百合之用源于取类比象之灵感，恰其效功又神合于病耳；又可知，先有百合病之名，后有百合药之用焉。

受仲师以百合地黄汤治百合病心神不宁之启发，后世有以此方治顽固性失眠而取效者，余曾以此方之大剂合黄连阿胶鸡子黄汤治愈一例顽固性阴虚失眠病。

此案中谭某病起于心神煎熬，其证候表现极似于《金匮》百合病之状。黎氏初因未明而以轻清之品投之（可见黎氏非止于经方大剂，于轻清类法亦为熟络，而又见其明医之风范矣），探明后即以百合汤主之，并予以曲意抚慰之法。患者虽最终痊愈于"心病"之消解，然黎氏于患者深切体贴之心值得后世医者敬佩并效法焉。

33. 肾囊出血

病有甚轻而人甚惧者：居停主人谭梅卿君，古稀之年，而精神
矍铄。一晚四鼓后，叩门延请，云："熟睡至此时，下衣忽湿，以为
遗溺也。索火视之，则血自肾囊而出。"语间，形殊悚惧。予见其精
神如常，且脉无甚热象。乃曰："肾囊为厥阴肝气所司。肝藏血，血
分稍有热，则血易妄行。此处外皮甚薄，遂自此而出也。"因以青物
如桑叶菜叶之类罨之，更用芍药甘草汤加竹茹等——"病无大碍，
无容小题大做也。"

明日，伊往高姓医处诊治，则谓系癫疝，治以大剂攻药。余劝
其不必深究，后亦无事。

嗣与家叔鸿超谈及。叔谓前数年，亦尝患此，以桑叶罨之而止。
此等轻证，书无明文，当以理断之。

读说

所谓肾囊出血，黎氏言"此处（指阴囊）外皮甚薄，遂自此而
出也。"可见为今之阴囊外皮渗血之症也。此症，余临床未之见也，
不好多做说评。

以中医之理言之，阴囊为厥阴肝经所主，此处病患除各种疝证
以外，尚见囊纵和囊缩之症。前者乃阴囊松弛下垂（多伴有湿痒）

之状，多为肝经湿热所致；后者乃阴囊收缩上提（多伴有疼痛）之状，多为肝经寒凝所致。而此案实阴囊渗血于外之症，如无外伤，则多属肝经有热、迫血外溢之候（亦即黎氏所言耳），与尿血属肾和膀胱之病者，大有异焉。

芍药甘草汤者（仲师原方以白芍药），本解痉缓急之方，案中黎氏以之敛肝阴、养肝血以济失血之损，缓肝急、润肝燥以止肝迫血渗。方中甘草仲师用炙，余意此处如用生则更佳，其性凉合白芍之微寒，可稍凉肝热。加竹茹者，亦略清肝热也。此处不用凉血之方者，一来因"血分稍有热"，二来顾及患者乃古稀之年，凉血尤伤其阳也。黎氏心思之致密、医养之深厚，案案有所体现矣。

当然，如案中肝热盛、出血急者，可以景岳化肝煎化裁治之，甚而以鞠通清营汤加减治之。

黎氏言"病无大碍，无容小题大做"者，当一过性、暂时性渗血之谓。如阴囊渗血不止而至于溃烂疮疡，甚而增生而脓血浊臭者，则恐有恶病之患，切不可大意视之！

34. 三黄泻心汤治大咯血

右滩黄叔云之妻，体素弱多病，服小建中汤不少。次年四月间，患吐血。

叔云最折服吴墨农潘确卿医学，以其得长沙心法也。是时确卿已死，墨农远隔。乃请有名誉之谭次平治之，主以旋覆代赭汤加减。诊治第三日，付叔云耳曰："证不可为矣！幸我出妙方以缓之，宜办理后事勿迟。"语讫，怏怏而去。

叔云亟修书速余往诊，留宿其家。见其晚间吐血之状，仰面大喷，如水喉之发射然。予曰："如此热甚，非釜底抽薪不可。"即与三黄泻心汤。

翌日，吐瘀血一大团，血告止。

噫，倘仍用搔不着痒处之药，诚不堪设想也。

读说

缪仲淳《先醒斋医学广笔记·吐血》篇言："治吐血有三诀。宜行血不宜止血……宜补肝不宜伐肝……宜降气不宜降火。"此治吐血"三诀"为后世大多医者所公认，有者奉为圭臬，即如此案中之谭医者。

不错，此"三诀"于理于验皆为见道之言，然非为准则，其适宜范围自有一定之时耳。一言以概之，即吐血证于血止之后或于慢性渗血之时，方可辨机施用此"三诀"也。如吐血处于危机"井喷"

之刻，如此慢条斯理则定为误命焉。

案中吐血之证，显在急吐之时，病在中脘，此刻若论其证性，无非实火攻冲和虚寒不摄两端。患者吐血发于阳旺火升之四月，其状大喷如水喉（水龙头）之射水，则定是火炎攻冲、热蒸压大之势（此刻之脉定为滑洪类），非虚寒不摄者所能比拟哉。此刻当务之急在于止血，止血之关键在于灭火，灭火最有效、最快捷者莫若釜底抽薪耳。设以降气之法而下不得泄，恐中脘内火压愈大、热度愈升、反弹愈猛矣，如此岂有血止之理！

谭医奉降气之法而用旋覆代赭汤，乃强压火气之攻冲，致离经之血暂蛰伏于胃，然蛰伏血量至于一定之压则又蓬勃而出矣。此即所以谭医"缓之"后未见血出而黎氏目睹血喷之状者耶。"翌日，吐瘀血一大团"者，乃出血已止而原有瘀血自排于外焉。

黎氏于血证可谓洞若观火，临危不惑，临急不乱，不作茧自缚，果敢出击，弹不虚发，效专力宏，而急挽狂澜于既倒。三黄泻心汤者，即大黄、黄连、黄芩三味；泻心者，于仲师非泻心火也，乃泻（泄）心下胃脘之火耳。故《金匮》以之主治"心气不足，吐血、衄血"，于此案可谓精准救危之剂（医者多知其用，兹不赘述）。余意，如合犀角地黄汤，则更效稳而捷矣。

吐血之症，以西医言之，多见于胃溃疡大出血、肝硬化胃底静脉曲张破裂大出血以及胃癌大出血。不得不说，止血之治，于中医西医而言皆为治标之策，非为治本之道，故血止后，须得从长计议，切不可见"止"就收。

35. 黄连阿胶鸡子黄汤证

　　余族叔用恒公之妻，患病半年，百药罔效——各医见其干燥有咳，主以清润之品；见其数日不大便，则或用郁李仁、麻仁、枳实等；见其不思纳食，则又出山楂、麦芽等味。如是敷衍了事，而病势日甚一日。虽值盛夏时，亦须衣夹衫，面无华色，直与死为邻矣，始来延诊。

　　予曰："世人每遇咳症，动谓阴虚，而不知必如此案之病状病情，乃为真阴虚也。"予以黄连阿胶汤，多加生蜜，六七剂而愈。半年之病，收功于一来复之内，唯阴虚证乃能之。

读说

　　案中虽言患者半年内先后有"干燥有咳""数日不大便""不思纳食"及盛暑"衣夹衫""面无华色"等症，然实未述当下同时整体之证候包括舌脉也。黎氏判为"真阴虚"而"予以黄连阿胶汤，多加生蜜，六七剂而愈"。即以辨证论治之脉络而言，读者当茫然而不知就里也。

　　其实，黎氏欲以此案特表明四个问题：一者，针砭庸医之治，即不晓"辨机论治"为何物，唯知"头痛医头、脚痛医脚"而对症凑药以敷衍了事、误人性命者；二者，针砭时下医界"每遇咳症，动谓阴虚"（每遇咳嗽之症，即认为阴虚之病），然又不识"真阴虚"

之流弊；三者，强调临床必须辨机论治，以"方机对应"为准则，从病机本质入手遣方用药，方能挽危局于一时；四者，彰显黄连阿胶汤治真阴虚之佳效良功矣。

确切地说，黄连阿胶汤证非仅真阴虚，实乃少阴心肾阴亏火扰、水火不交之机，即俗言少阴热化证矣。案中此患除上述证候外，当尚有烦热眠差、口干咽燥、舌红或舌尖红、苔少或花剥苔、脉细数或弦细也。

黄连阿胶汤由黄连、黄芩、芍药、鸡子黄、阿胶组成，方中含药组者二：黄连、黄芩清降心火，令下交肾水；鸡子黄、阿胶血肉有情，滋肾阴，除虚烦。心火降方能肾水升，肾水足方能升，且升而有续、升而下不为空。芍药者，此处多用白芍，除和营气、敛阴液外，尚充二药组之和使也，缓二黄之苦寒，减二"情"之滑利，并使二者相交矣。黎氏以黄连阿胶汤治"真阴虚"之意者，乃因方中鸡子黄、阿胶二味血肉有情，能填补真阴耳。生蜜者，亦似血肉有情，加之以助二味之滋，且润燥除烦。

此方除治急性热病过程中心肾阴伤、内热躁烦之证外，余临床更多用于久病虚劳体瘦之质，见真阴亏耗、虚火内扰、心肾不交而虚烦不眠者，无有不效。唯余常于方中加远志一味，一来安神定志，二来更助交通心肾，三来尤为妙者，于全方一派阴药中来一阳品，则更添灵动谐和之性耶。

36. 真武汤治肿

同乡左朝东，其女正月患脚痛，余断为风湿相搏，与以甘草附子汤。

四月时，余回家。夜有叩门者，问之，左氏女也。见其面貌手足，似甚丰满，心颇疑之。询前此脚痛之症，谅健复久已？答曰："未也，畏服药，遂因循于兹。"既诊，云："周身皆肿，乃有水气也。"以大剂真武汤加桂枝，嘱其多服勿断。嗣服四十余剂，获愈。

读说

《伤寒论》175条云"风湿相搏，骨节疼烦，掣痛不得屈伸，近之则痛剧，汗出短气，小便不利，恶风不欲去衣，或身微肿者，甘草附子汤主之。"甘草附子汤由炙甘草、炮附子、白术、桂枝组成，主治风寒湿相搏而留着痹阻于筋骨关节，气血滞涩以致筋骨关节剧痛屈伸不能、拒按不得近之矣。尚有"汗出""恶风不欲去衣"者，乃阳虚不温、卫气不固之状；"短气""小便不利""身微肿者"，乃邪痹于外、阳伤（郁）于内，以致气机不畅、三焦气化不利之症。此方不以祛风化湿、通（温）阳止痛之药为先，而以甘草为首者，乃仲师意在以甘守缓急为前锋也。一来养正护中于攻邪之先，二来松懈筋骨关节为要，使驱邪之药更易于攻入邪踞之地，而合附子、白术、桂枝则更有利于缓痛解挛矣。全方四味药不仅祛邪止痛，还可温阳固卫表、益气通三焦也。

案中患女，其痛虽位于脚，而非全身骨节，但其机如不离于风寒湿相搏而留着痹阻者，则甘草附子汤亦为正治。可见，黎氏用方唯求对机耳。

至于患女因畏药未服，经数月而延为全身皆肿者，当由下肢寒湿痹证发展而来，故乃阳虚阴寒、水气漫溢无疑也。患者当舌质淡胖有齿痕，苔水滑或白腻而滑，脉弦紧或沉弦。至此，则真武汤自是不二之选矣。黎氏加桂枝者，当寓五苓散之义，使温通气化之力尤甚，而全身无处不到焉。唯数月累积之阴水，坚顽有加，非短期所能化解，故须假以时日以缓缓消融化利，务必消导彻底。反之，但见诱因，则或复发如故，常言欲速则不达矣。黎氏之治以为验证耳。

37. 咳证阴虚阳虚必辨

同里黄灿之媳，患咳证，服黎贡南之天冬、麦冬、地黄、桑白、阿胶一派清润药，计过百剂，竟至阴霾四布：咳喘，无胃，夜不能寐，几成大肉下陷之死证。

适余归家度岁，乃邀余诊。余以其家素服贡南，中贡南之毒已久；乍投与贡南相反之药，必因少见而致多怪。姑作二陈汤加术与之。次日复来请诊，据云："已效。"余晓之曰："此证而用二陈汤，直杯水车薪耳，乌能愈？"曰："荐之者，谓先生高明也。"余曰："高明者，非处此等方剂之谓。若出好方，第恐骇怪而不愿服之耳。"病家肃然曰："服药过百剂矣，愈医愈弊，岂欲复蹈前此之失？敢乞援以回天之手！先生但用先生之法可也。"余乃出大剂，以纠前药之偏。予真武汤加减，附子由五六钱用至一两，干姜由三钱用至七八钱；渐有起色，由是而咳平，而胃进，而咳亦渐少。

至次年正月十六七日，余向例以此时期返馆诊证。濒去之前，嘱其："守服此方，至痊愈后，仍续服二三剂，则血气加增，将转弱为强。幸毋枉我之苦心也。"

有麦栢君者，亦研究仲圣方书，乃其家之业主。甚怜此妇为贡南所误，多方开导，且屡赠玉桂以助药力。余归家时，常晤栢君，屡言病妇日有进境。嗣清明时节，遇其大伯于里海，则称谢不置。

谓不特大病已愈，且血气充盈，容貌光泽，胜未病时远甚！拟以厚酬为谢云。余曰："能受余多之方治者，即吾之知己。今睹此好景，余之喜何可言喻？讵思望报耶？"不及蒲节余返家，遽闻此妇已死。问之柏君，则云："贡南语其大伯云：'庇留之方，无病者尚不可服，况阴虚证乎？'自请为之诊视。时此妇肥美胜常，照旧操作。唯以缲丝近火，觉口渴。贡南遂扬言热证。"不知此乃身体壮健之征也。竟以天冬、麦冬等与之。初服犹未见弊，再服三两剂，痰饮复渐生，而咳再作。自是愈服愈咳。贡南更归咎附子毒发，更投重剂。不数日，而咳喘息高，遂死。

嘻！此君自诩世医，实则未知仲景之道为何，抑未知医道为何物也。无怪以阳虚为阴虚，置人于死地而不悟也。此诚一冥顽不灵之人也已。夫何不深加省察，以穷流溯源耶？——盖前此服药百余剂，乃几濒于死。而服庇留之姜附百余剂，竟强壮异于昔时——箇中机窍，终茫然而弗之觉。呜呼，是何人欤？乃复恣为谬妄之言，转诬于庇留也？伤哉此医，惜哉此妇！

读说

此妇患咳，服"天冬、麦冬、地黄、桑白、阿胶一派清润药，计过百剂"，然成"咳喘，无胃，夜不能寐，几成大肉下陷"之状。可知，原非阴虚燥热之证，当下已是阳虚痰饮、遏阻肺心之机耳（跟西医之谓"左心衰"之喘咳者似也），而"几成大肉下陷"貌，则命火肾阳恐已伤损矣；亦可见当时岭南医界"每遇咳症，动谓阴虚"之流弊也。此外，有医遇干咳皆谓阴亏之咳，而施以滋阴之方，以致燥咳愈甚矣。殊不知此实乃痰湿凝结、咳而不化之干咳，滋阴则滋痰湿耳。余临床见干咳如舌淡苔白腻、脉按之沉濡或滑者，皆以辛宣温润化痰剂如杏苏散类治之，患者初服皆先痰多而咳利，后则痰渐少而咳渐止矣。当然，如舌红苔少、脉细数之干咳，滋阴润肺自是正治焉。

病机如此，理应温阳化痰饮以减心肺之压，因虑及阳伤及肾，故真武汤当为对机之方。黎氏初因患者有姜附之忌而姑以二陈汤加术化痰湿、止咳逆作回环之治（黎氏"医者父母心"和智慧之举可堪赞叹），虽为治标对路之药而微效，然终非治本对机之方，于肾阳有损之证，久服恐有"拔肾根"（伤损肾元之谓）之虞。故获取患者信任后，黎氏即以真武汤加减治之。正如黎氏所言，患者体内因"一派清润药，计过百剂，竟至阴霾四布"。此阴寒痰饮之厚实，不是"如豆灯火"所能温化，非得艳阳高照不可，故方中附子、干姜必用峻剂，方能克邪制胜。患妇因之"渐有起色，由是而咳平，而胃进，而咳亦渐少"。

然窃以为，一旦阴寒溃败、"鸟兽"四散之时，则宜姜附渐减（此以西医角度言之，乃防附子蓄积中毒矣），有的放矢，续歼余寇，切忌万千兵马，"杀红了眼"，敌我不分，自伤无计。

治坚顽之邪，攻之如狮，劲霸力宏且变化多端；阵地既得，则守之如龟，即一方之用，如龟之温和，如龟之静守，坚持到底，方得始终。案中患妇获黎氏之守治，"不特大病已愈，且血气充盈，容貌光泽，胜未病时远甚"。

然可悲者，虽黎氏嘱患妇"幸毋枉我之苦心也（黎氏拳拳之心耳）"，然又架不住流弊之祸而枉遭庸医之误，复迭进阴柔滋清之剂，心肾之阳复被伐抑，阴寒痰饮复生，终至凌淹心肺，咳逆息高，喘脱而亡。

以西医角度言之，此患于黎氏接手之时恐已是左心衰致喘咳之病，属中医阳虚痰饮、遏阻肺心之机。以余之临床经验来看，真武汤以温少阴之阳、化上焦痰饮之功，极宜此类心衰之治，其减负强心、控制甚而一定程度逆转病理改变、改善症状、缓解病情之效，显著而稳健。余早年曾以真武汤加麻黄并重用附子、茯苓，治一例因大雨迫袭引发心衰而心影扩大患者。记得首诊服药后，患者即见头晕、呕吐、腹泻等似"附子中毒"之状（中医谓之"瞑眩反应"），然续服该药则此状渐止；服完五剂复诊，胸片显示，心影竟缩小不少。继以真武汤化裁治疗一月余，经胸片对照，心影恢复几近于常。然此类心衰患者，最忌阴寒滋清，有者一服即心脏负荷加重而复见心悸、气短之症，而累进迭服则势必心力尤衰、咳逆喘息，直至心停、喘脱而亡。此案中患妇随误治和正治交替所发生证候变化直至加重死亡之过程，则极合于此哉。虽是重病，然庸医之治则早早索其命矣。

庸医如纯属"冥顽不灵"而致人死地者，虽罪业深重，然本心不恶。而此案所谓"黎贡南"者，反转嫁诬陷他人，则德丧之至焉。黎氏于此案中，直呼其名予以鞭挞，"呜呼，是何人欤？"可见其愤慨之至。"伤哉此医，惜哉此妇！"此一愤一怜之叹，直教人亦随之感慨万千也！

38. 妄用经方

谭君濂叔，孝廉而善书者也。壬午年六七月，抱病邀余，云："初医治月余，未愈。盛暑时穿棉袄，戴小帽，而身有微热，随起随过。胃气大减，口不渴，大小便如常，神形疲倦——初非不知其虚也。处方总不外四君、六君、八珍等，愈服而形神愈败。"

余为之诊曰："此热，乃孤阳浮越而然。若清之散之，是速其死也。前服之药，非不对证，乃力所不及，故虽多亦奚以为？幸药无相反，否则即不堪设想矣。"乃主以真武汤，逐日增重其量。二三日，胃气渐增，日食数顿，每顿一小碗。继而热力见长，略减其衣；再服五六日，可去小帽理发矣。遂出厅事，睹花鸟弄晴，颇晓佳趣，而谈笑自若焉。

时热力复渐增，神气焕发，自顾无前此之危象，颇引为慰。然家人心急，殊以未能痊愈为忧，会有以陈世如相荐者，其人亦读仲景书。乃延之，与余互勘。余为人命计，不得不切实与之讨论。因问曰："家人所焦虑者，为身有热耳。先生何以教我耶？"陈曰："此暑气伏热之病也。盖四月间，朱九江先生出丧时，因送殡而感暑者。"曰："四月感暑，六月始发热，有是理乎？"曰："伏气也。"余曰："身热而渴，为暑；何此证不作渴？且前服温药数十剂，近服真武数剂，姜附之量，已重达数两，何以病反略减，而热势不加乎？"

陈曰："非体素虚，则温热之药，曷以克当？"伊主小柴胡汤加入桂、苓、甘、术、葛根等：柴胡葛根各用五钱，白术三钱，黄芩二钱。余曰："小柴胡汤，为少阳病之的方。少阳病有往来寒热，口苦，咽干，而此无苦渴，安得认作少阳？"答曰："身有热而多衣，乃其症也。"曰："少阳之热，是发热；寒，是恶寒，而此热不过随起随过，弗能炙手。且棉袄、小帽，为热力不足之故。今服姜附而衣帽减去，若系伏气，则又何故耶？"陈曰："余谓是感暑，则是实证，顾以平素体虚，所以又能受姜附之剂耳。余今认其属外感，故用小柴胡；因其素虚，故加桂、苓、甘、术，可谓面面照顾矣。"

据陈君之言，知其运用经方，实无定见，余即不复言。最奇者，陈谓："此症从未服过消导之剂，今特试用之。"陈去后，家人问此方可服否？余直言不讳，以信石方之。濂君听余所论，亦颇以陈君之见为骑墙者。乃旁人有力主用其方者。讵一服而下利不止，遂无可挽救。夫谭君，朱门之高足也。惜哉！谭君临终时，曾有"无颜子之德，而有颜子之寿，盖亦幸事"云。

读说

人体火热之邪，以产生途径而言，有外感和内生之异；以虚实论之，则有实火或虚火之分。实者，亢盛所致也（如外感所致或脏腑亢旺生发者）；虚者，因虚而生矣。

然有一类者，本非有之，因郁而生，凡生理物质、病理产物以及外侵邪气郁淤不畅皆可生发，凡气机不畅、阳郁不通之处皆可产生，虚实皆可致焉，故非虚实所能括之，此即郁火或郁热耳。郁火可发生于机体任何部位，大至全身，小至一个指头。治之法，不宜清，一言以蔽之，"郁而发之"可也。然须辨何物所郁，且郁于何处矣。

此外，尚有"阴火"之谓。阴火之说，源于东垣之学。然以临床观之，阴火亦有二种：一者即东垣所谓阴火，实乃中焦阴火也，乃中焦之气虚亏不支而"塌陷"于下焦水中（犹地表土气内陷于地下水中），于水中困遏不畅，继而郁化为火，因而体乏而身热。其实质乃中气虚陷郁化而生，故既是虚火之类，又为郁火之属。治宜益气升疏之法（亦即甘温除大热也），主治之方补中益气汤，其中当归养营外就是引药力于阴水之中，以利提托而升发矣。《本经疏证》云当归"故其为用，一言以蔽之曰，治阳气跻于血分尽之矣"，此语可资佐证耳。

二者则是下焦阴火也。下焦异常之火有三：一者乃肝肾阴虚致相火亢旺，此即"水浅不藏龙"也（可用傅青主引火汤：熟地、天冬、麦冬、五味子、巴戟天、茯苓治疗）；二者乃真阴脱于下而孤阳飞于上，此实脱阳上越之危象耳。此二者一是阴亏相旺，一为阴竭阳脱，皆非阴火之属。三者乃水寒于下、坎窟不温、相火不安而浮游于上，此即"水寒不藏龙"也，可见畏寒怕冷、腰下或膝下至足冰冷，但常有"上火"之状，舌淡苔白，脉或寸浮大而尺沉紧；进而如阴盛于下而格阳于上或格阳于外，则为戴阳或格阳之火，多表现为手足厥冷，但自觉体表热潮而面色赤嫩，或下利，或腹痛，或咽痛，舌淡苔水滑或有浮黄，脉微或沉紧，或浮大而沉取虚微。此俗言真寒假热之类者，实皆下焦阴火矣。此类如至脉微欲绝，则是阴阳脱离之危象矣。

下焦阴火之治，治宜温阳降潜之法，轻者可用郑钦安潜阳丹（附子、龟板、砂仁、甘草）治疗，重者必得仲师通脉四逆汤或白通加猪胆汁汤才能力挽狂澜。

此案中谭君所患，"盛暑时穿棉袄，戴小帽，而身有微热，随起随过；胃气大减，口不渴，大小便如常，神形疲倦"，实亦下焦阴火矣。惜舌脉缺如（此黎案之最大缺陷），当如上述矣。黎氏言"此热，乃孤阳浮越而然"，言下即格阳之证，所断中的。真武汤者，温命火化阴水之圣方，温中有利，化中有守，散中有养，于此证而言，非为十分精准对机之方，一来方中生姜辛散、茯苓淡渗于"孤阳浮越"有所不宜，二来方中少潜封元阳、交通阴阳之品，如潜阳丹中之龟板、砂仁及白通加猪胆汁汤中之葱白、猪胆汁、人尿之属。经以真武汤治之，谭君虽"胃气渐增……继而热力见长，略减其衣""时热力复渐增，神气焕发，自顾无前此之危象"，然总"身有热耳"，想必与此有关。因坎宅虽温，但相火总不归位矣。余意，此案如治以真武汤去生姜、茯苓再合郑钦安潜阳丹、或加引火归原之肉桂，则于病机更为吻合，效果将更佳矣。虽如此，而黎氏之治终无大讹。

此证本下元虚寒、命火浮越之机，治疗最怕疏散而复拔肾元矣。案中陈医用小柴胡汤加桂、苓、甘、术以辛凉疏散、温淡化利，正犯大忌也，方中虽有参、术、草、枣之守中，然于摄纳肾元无涉，故服之则肾元不免又遭摧拔，肾关因之不固，遂有一服而下利之变耳。

其实，陈医之方，正乃郁火之法，而非阴火之策矣。案中谭君设若真乃气虚之体而暑气伏于少阳三焦，致阳郁不通而身热且恶寒者，则陈医之方倒也不失为对机之治。然谭君"口不渴，大小便如常"且形寒如此之甚，则显非暑气郁伏少阳之证。如案中尚有舌脉之述，则更便于鉴别矣。

但需要指出的是，并非所有少阳病皆有口苦、咽干、寒热往来等症；少阳病尚见于邪（外侵或内生）郁三焦大腑、枢机不利、气化不畅、阳郁化热、湿（痰、饮）浊瘀遏所致之证，而症多身热不扬、乏力身重、胸闷腹胀、脘满纳呆、口干或渴饮或不欲饮、小溲黄涩、大便或滞或溏、舌暗苔腻或泛黄、脉弦数或弦滑。如此者，小柴胡汤亦可加减化裁治之矣。

而案中言"讵一服而下利不止，遂无可挽救"者，似宜分析看待。一服而下利，当为不假；然虽误治而并非十分悍烈峻猛之剂，虽病重而似无不可挽回之理。故当思，中途是否再有正确治疗之举、或是否尚有再误治之行、以至下利不止而最终夭亡哉？

至于案中陈医所言"暑气伏热之病"者，即常言"伏暑"也。

伏暑为病，其因其机其诊其治，清代医家雷少逸著《时病论》，其"伏暑"一节，较有详备之论，现录于下，以飨读者：

"伏天所受之暑者，其邪盛，患于当时；其邪微，发于秋后，时贤谓秋时晚发，即伏暑之病也。是时凉风飒飒，侵袭肌肤，新邪欲人，伏气欲出，以致寒热如疟，或微寒，或微热，不能如疟离清。其脉必滞，其舌必腻，脘痞气塞，渴闷烦冤，每至午后则甚，入暮更剧，热至天明得汗，则诸恙稍缓。日日如是，必要二三候外，方得全解。倘调理非法，不治者甚多。不比风寒之邪，一汗而解，温热之气，投凉则安。拟用清宣温化法，使其气分开，则新邪先解，而伏气亦随解也（连翘、杏仁、瓜蒌壳、陈皮、茯苓、制半夏、甘草、佩兰叶、荷叶）。然是证变易为多，其初起如疟，先服清宣温化法。倘畏寒已解，独发热淹绵，可加芦、竹、连翘，本法内之半夏、陈皮，乃可删去，恐其温燥之品，伤津液也。其舌苔本腻，倘渐黄、渐燥、渐黑、渐焦，是伏暑之热，已伤其阴，于本法内可加洋参、麦冬、元参、细地治之。倘神识昏蒙者，是邪逼近心包，益元散、紫雪丹，量其证之轻重而用。倘壮热舌焦，神昏谵语，脉实不虚，是邪热归并阳明，宜用润下救津法治之（熟大黄、元明粉、粉甘草、元参、麦冬、细生地）。如年壮体强，以生军易熟军，更为有力。种种变证，务在临证之时，细审病之新久，体之虚实，按法用之，庶无差忒耳。"

39. 腹痛戴目峻下例

右滩黄菊舫之次子舟恍，年十五。于四月间，患发热，口渴，咳，不大便三四日。医治十余日，不愈，始延予诊。以大柴胡汤之有大黄者，退热止咳——其咳为胃热乘肺也。

五月初四，其热退尽，可食饭，佐膳唯青菜而已。初六晚，因食过饱，夜半腹痛甚，手足躁扰，循衣摸床，床中之钱，摸入口竟可咬碎。越日午刻，乞余往诊。余至时，见其无钱可咬，则自咬其臂；双目紧闭，惕然不安，一种怪状，令人骇异。余命其开目相视，但露白眼，黑睛全无。其母惊问何故？余曰："此阳明悍气之病也。夫慓悍滑疾之气，上走空窍，目系牵引，以故黑睛上窜也。"曰："如此可治否？"余曰："急下则可。然事如救焚，稍缓则无及也。"即主以大承气汤；嘱其速煎速服，期在大下，乃有生机。其母危惧万状，留余坐守，医护勿间。时钟声正三响也，即服大承气一剂；四句钟（4个小时），未得下，再与大承气一剂；五句钟（5个小时），依然未动，再与前方，加多大黄四钱，各药亦照加；六句钟（6个小时）再诊，仍复无动于中，手足未静，再以此方加重；七句（7个小时）钟诊之，始见腹中雷鸣，转矢气，知有欲下之势，当乘机穷追直下，须臾不可缓。唯大承气已四剂，至是，则似宜筹一善策，内外夹攻，期在顽敌必溃。乃将此四剂药渣，合并煎热，半敷脐部，半熏谷道。如是不及二十分钟，即下黑粪如泥浆者一大盆。照例，大承气所下者如水；乃连服四剂，仅得如泥浆之物。其悍热之凶险，于以可知！

时医动谓富贵家最喜平和之药，而恶攻伐之剂。顾此证数小时内，连服大承气四五剂，则医固当以病为重，而不当投病家之所好也——盖非此则不足以折其病势，而保其生机。宜张隐庵认此为急宜峻下之悍气也。然非读书理透，则绝无此胆识；且非病家信任之笃，亦断不敢肩此重负也。

迨至下后，手足安宁，是晚复能酣睡。次早诊之，手足如常，唯开目依然白眼。其母颇以为忧。余曰："大势已定，毋庸再下。但热极伤络，燥极伤阴，筋失阴液之养，故目系紧急也。今日之事，养阴为上。"为订竹叶石膏汤去半夏加竹茹，自后或黄连阿胶汤，或芍药甘草汤加竹茹、丝瓜络之类。服至十五日早，黑睛渐露一线，如眉月初出；十六七日，复露其半；十八早，睛已全现，可顾盼自如矣。其母大喜，余亦如释重负。留医至此，余即告辞回馆。由是每日延诊调养，数日举动健复。是役也，惊心动魄，殚精瘁志。盖亦由感其依赖诚笃，乃能竭力以赴，而获底于成。

读说

先了解《伤寒论·阳明病篇》三段条文。三段条文分别是：

212 条云："伤寒，若吐若下后不解，不大便五六日，上至十余日，日晡所发潮热，不恶寒，独语如见鬼状。若剧者，发则不识人，循衣摸床，惕而不安。微喘直视，脉弦者生，涩者死。微者，但发热谵语者，大承气汤主之。若一服利，则止后服"。

241 条云："大下后，六七日不大便，烦不解，腹满痛者，此有燥屎也。所以然者，本有宿食故也，宜大承气汤。"

252 条云："伤寒六七日，目中不了了，睛不和，无表里证，大便难，身微热者，此为实也。急下之，宜大承气汤"。

212 条之病机为伤寒表证，误施吐下，劫夺津液，肠燥屎枯，邪入归并，而成阳明热结之证，以至"不大便五六日，上至十余日"；阳明气旺于申酉晡时，则阳明邪热于旺时剧增而发热，且定时而发，如潮水之至，故名潮热；腑气壅滞，浊热上蒸，熏扰心脑清窍，则神识不清而自言自语、谵语惊呼、如见鬼状，因是阳邪躁扰，故又有"循衣摸床，惕而不安"之动而不静状；腑气浊热上逆于肺，肺失清肃则喘；热极津燥，无以上濡于目，目筋失养，则两目转动不灵而直视也。脉弦，津亏脉躁但亏而不枯之象，存得一分津液便有一份生机；脉涩，则阴液枯竭，生机难续矣。治以大承气汤主之而急下存阴也。然一旦泻下通利，则不必再服，以免复伤津液耳。

241 条言明大下后燥屎复结之证治。下后六七日复结，所以然者，乃下后胃津胃气未充之际，即饮食不节，失于摄养，以致宿食复留，与余热又结为燥屎也。阳明腑气不通，浊热攻扰，因有"烦不解，腹满痛者"之症。治之仍宜大承气汤再下宿食燥屎，不必因前已大下而瞻前顾后，要在有可下之机、可下之邪耳。需要指出的是，有言前大下而宿食未尽，故仲师有"本有宿食故也"之语。此错也，岂大下之后尚有宿食存留之理？实乃大下后失于养护而宿食复留，与余热又结为燥屎耳。于下后复结而言，宿食在前，燥屎在后，此才是"本有宿食故也"之义焉。

252条道明阳明燥热劫伤肝肾阴精之证治。"目中不了了、睛不和"者，言视物不清、目睛转动不灵也。伤寒六七日而便难身热，复兼如此目睛之症者，则定为阳明燥热劫烁肝肾阴精（叶天士《外感温热篇》谓"热邪不燥胃津，必耗肾液"），精气无以上注于目而目睛失养矣。虽无其他特异性表里之候，然"目中不了了、睛不和"已露阳明邪热致肝肾阴精行将枯耗之危象耳。故治取急下，速从釜底抽薪，以救欲亡之阴，方有生机，此自非大承气汤莫属矣。

关于252条，清代医家、浙江钱塘张隐庵《伤寒论集注·阳明篇》则谓："此言悍然之气循空窍而上炎者，急下之。"那么，什么是悍然之气？

悍然之气源于《内经》。《灵枢·动输》云："胃气上注于肺，其悍气上冲头者，循咽上走空窍，循眼系，入络脑，出颅，下客主人，循牙车，合阳明，并下人迎，此卫气别走于阳明者也。故阴阳上下，其动也若一。"可见，悍气乃胃气之属慓悍者也。胃气上注于肺，其慓悍之气上冲头、走空窍、入络脑、循颊车（阳明经穴）后合于阳明胃经也。以另一角度而言，此乃卫气中另行别走于阳明经者。

可知，悍气实乃生理之气，张隐庵氏作为病理之气引入伤寒阳明燥结证中以释"目中不了了、睛不和"后，陈修园氏便对"悍气说"盛赞有加。陈氏于《伤寒论浅注》言："按仲师自序云：撰用《素问》九卷。可知《伤寒论》全书，皆《素问》九卷之菁华也。钱塘张氏注中补出悍气二字，可谓读书得间。然长沙何以不明提此二字乎？不知《伤寒论》，字字皆经，却无一字引经。撰用之所以入神也""从《内经》悍气之旨，悟出悍热之气，为病最急""悍热之气内出，迫其津液外亡者之宜急下也""慓悍之气，伤人甚捷；非若阳明燥实之证，内归中土，无所复传，可以缓治也。"

于"悍气说"，案中黎氏言："此阳明悍气之病也。夫慓悍滑疾之气，上走空窍，目系牵引，以故黑睛上窜也。"

窃以为，以"悍气说"为阳明热冲因素之一，于病理当尤为充实完备矣。然需要指出的是，张、陈氏"悍气说"有孤立片面之嫌——孤立片面地认为悍气即可单独为病，割裂了"悍气"和"阳明热结"之间的病理关系。事实上，悍气不可单独为病，其只有于阳明热结的基础上，浊化为悍热之气上冲清窍而方为患矣。无阳明热结，悍气终归是卫气中别走阳明之滑利之气，乃生理之气耳。此外，悍热之气上冲清窍，心脑神窍首当其冲，故当为神识不清之主因也；而"目中不了了、睛不和"之根本，还在于肝肾阴精之烁耗而无以上奉矣。

明了上述《伤寒论》三条文及"悍气学说",则此案中之病理机转以及黎氏于病证之诊断之治疗之效果,即不难理解矣。案中患童之病因正如241条所云,起于下后,因失于养护、宿食停留而燥屎热结;而其病机之发展以及病患之证候则合乎212、252条所述。案中患童"黑睛上窜"和条文中"直视""目中不了了、睛不和"之理一也。

黎氏果敢而心细,大黄逐渐加量,于数小时内,连服大承气四剂,以"乘机穷追直下,须臾不可缓";后又谋筹善策,将"此四剂药渣,合并煎热,半敷脐部,半熏谷道",如此"内外夹攻,期在顽敌必溃",直至"下黑粪如泥浆者一大盆"(当邪热浊垢所化),则认定"大势已定,毋庸再下",而中病即止。此值得我辈效法耳。

下后"手足安宁,是晚复能酣睡;次早诊之,手足如常,唯开目依然白眼"者,乃虽邪热除、悍气平,然阴精大亏未复,目系睛瞳未得其养而仍痉挛拘急矣。"为订竹叶石膏汤去半夏加竹茹,自后或黄连阿胶汤,或芍药甘草汤加竹茹、丝瓜络之类"者,皆下后而清养解痉之法耳。竹叶石膏汤者,清余热、养津液之剂也,于本案又去半夏之温燥,加竹茹以益清胃化浊、除烦安神之功;黄连阿胶汤者,血肉有情,填滋肝肾阴精,并清降虚火亦除烦安神;芍药甘草汤加竹茹、丝瓜络者,养肝缓急、清润通络以解痉和睛,丝瓜络者,清润通络之佳品也,余临床亦最喜用矣。

"服至十五日早,黑睛渐露一线,如眉月初出;十六七日,复露其半；十八早，睛已全现，可顾盼自如矣。"目睛之复如此缓者，乃邪热易除而阴精难复矣。

"是役也，惊心动魄，殚精悴志。盖亦由感其依赖诚笃，乃能竭力以赴，而获底于成。"此黎氏之叹，复为余之叹焉。医者之胆识超卓、"殚精悴志"，病家之信任不移、"依赖诚笃"，二者相合，方能"获底于成"，缺一则不可耳！

40. 攻血热后急用真武例

潘少干，人甚虚心；自下利之患，为予挽回后，盖无日不相过从。颇似日读一字，亦必以仲圣为依归。然以忙于医事，日不暇给，致屡作屡止，引以为憾。余谓仲圣之门，雅不易入；但寒热虚实四者，略加留意，殆亦可矣。此固知己之言也。

端阳节令，余以为可以休息，遂买舟归家，为家人妇子之乐。不意正午，少干着人来请——余固以握要大症，伊已粗识，无待余妄参末议——乃所诊者，为伊之次子，发热数日不愈，不大便；最奇者，面起堆凸，若麻风然。其人素虚，今复外邪未净，未可纯攻，为拟桃核承气汤治之。盖太阳未愈，而归血分，不得不借此为出路也。服药次日，血热即收，唯觉周身软弱若无骨者，乃改用真武汤。热尽退；数日，胃气进，遂愈。

余初以为治虚证，彼已有端倪，而不知所不能辨识者，乃在实证。总之，不读仲圣书，则认证处方殊觉茫无把握耳。

读说

桃核承气汤本仲师为治疗瘀热结于膀胱、少腹急结、其人如狂者所设。如狂者，神志错乱如狂，乃瘀热上扰神窍所致，与阳明悍热之气上冲所致神识不清者同耳。桃核承气汤由调胃承气汤加桂枝、桃仁而成。方中桃仁活血化瘀，因其油质而又有润下之效，可谓活而不燥、润而缓下之良品。大黄，医多以泻下热结为主功，殊不知其通瘀之力亦佳，其功以一句"推陈出新"可概之。桃仁合大黄自是通下瘀热之佳配。芒硝软坚化结，合于桃仁、大黄，则先化瘀热之结，复清泻所化之瘀浊于下，则热亦随出；甘草甘缓护土，并和诸药。至于桂枝，于《伤寒论》原文中，医多以解太阳未尽之邪待之，实不然也。106条原文即明言："外解已，但少腹急结者，乃可攻之，宜桃核承气汤。"既"外解已"，岂有以桂解邪之理哉？其实，桂枝于此方，主要以其走而不守、气血两利之性助桃仁、大黄而通阳活血，其辛温和大黄之苦寒对立统一、相激相荡而更利于化热结、清瘀热（详者可参看18案"产后少腹肿满"之说）；当然，如尚兼轻微风寒表证者，则桂枝自可充解表散寒之任矣。

由于桂枝气血两利而全身无处不到，故桃核承气汤不仅适宜于下焦诸脏腑瘀热互结之证，而且因桂枝之引领，对中、上焦脏腑甚而全身各处瘀热结滞之患，均有不错的治疗作用。此便是余常倡导并实践的经方"方机对应观"。

然此案之患是否为瘀热互结之证哉？患者"发热数日不愈，不大便；最奇者，面起堆凸，若麻风然"。黎氏未述舌脉及"面起堆凸"之详状，唯言"若麻风然"，揣度当凸出皮表之肿突并累累堆积状。余意，虽有此证，然未见衄血紫斑之候者，则显为气分毒冲而非血分热攻耳。结合"发热数日不愈，不大便"，此患显然乃热结阳明而悍热浊毒上冲于面所致焉（阳明主面），故总属阳明热结并气分热毒之机。以此度之，患者当舌红苔黄燥，脉滑大浮数躁急也。黎氏断为"血热"，言其"盖太阳未愈，而归血分，不得不借此为出路也"，似为不恰。当然，以桃核承气汤通导瘀热治之者，大方向不为错。余意，如以桃核承气汤加升麻、鳖甲、当归这个经方药组（取升麻鳖甲汤治阴阳毒之意），或合白虎汤，或合时方普济消毒饮化裁，则尤为精准对机矣。

患者热收而"唯觉周身软弱若无骨者"，乃"其人素虚"又经攻伐之治，而元阳大虚之状。虽然，但恐余浊未净矣。真武汤温元阳又有泄浊之效，自是的恰之治，故用之而热方尽退焉。

41. 耗血阳虚误服阴药

陈村欧玉心之妻，误触头部，微伤，已愈。唯是流血多，体气不强，胃气亦弱。诸医俱以隔靴搔痒之药与之，日甚一日。

有以六味地黄汤，加入清润之品与服者。是晚，头眩汗出，四肢厥逆。三鼓时，邀余诊——志在定其死于何时也——闭目卧床，衣履一新，环俟榻旁者二十余人。余诊之，脉甚沉微，索纸书其病变之由。曰："因去血误治而阳虚，因阳虚多服阴药，乃至阳脱。"振笔直书二百余字，拟方为四逆汤。

次日复诊，举家大喜，言："病已卧床十余日，不能成寐，昨服药已，既得安睡。今早可自起盥漱。顾此不啻仙丹之药，何以仅三味也？"余曰："此是经方。唯必须认证的，始能效如桴鼓。"乃再与真武汤，或理中加附子，可六七剂，已能行动。自是，余之医名，亦大噪于陈村。

读说

患者当下之症为头眩汗出、四肢厥逆、脉甚沉微，一眼望去，此阳脱之证了然矣；至于病由一句"因去血误治而阳虚，因阳虚多服阴药，乃至阳脱"便言尽矣；急以四逆汤回阳救逆，自是不费思量之定则；待阳回而复以真武汤，或理中加附子温肾阳、复脾元、开胃气，亦黎氏屡试不爽之固定套路耳。

另，黎氏唯遇阳微（脱）四逆之证时，方言及脉，而其他之证，多不语及。可见，唯四逆之证，黎氏多以症状和脉象参合以定断焉。至于舌象，黎氏更少道及也。除过叙证简略，此尤为黎氏医案缺漏不到之处耳。

此类之诊治，前已多见，乃黎氏驾轻就熟之拿手戏矣，不必赘言。唯此案整篇，侠气跃然纸上；而黎氏者，真乃侠医也！

"振笔直书二百余字，拟方为四逆汤""此是经方。唯必须认证的，始能效如桴鼓""自是，余之医名，亦大噪于陈村"——掷地有声，知自信源于功力和胆识耳！

42. 经方治外科三例

（1）泻心汤外敷热毒

河柏坊谭少岳少郎，五六岁许，心下结一大疮，痛楚异常。余以三黄泻心汤为散，苦瓜汁调敷，遂穿溃，多出稠脓而愈。未尝服药也。

读说

心下者，心下胃脘部矣。结疮而痛楚异常者，多为热毒阳疮。"诸痛痒疮，皆属于心。"此患儿当心火胃热不降，郁于心下胃脘之皮下，化为阳毒，结滞成疮。治当分别，脓未酿者，宜清、宜散、宜泄，以消热毒于无形；脓已成者，宜溃疮、清泄、排脓，以托热毒于外。内服方药，三黄泻心汤（大黄、黄连、黄芩）以寒清苦泄解毒最为的恰，未成脓者可加苇茎轻清宣透，引药功至于皮下；脓已成可加山甲、花粉、防风、白芷等于清泄中以溃脓托毒。然五六岁小儿服此苦药，显非易事焉。幸疮患于皮下，外敷可治。黎氏以三黄为散，苦瓜汁调敷，则可清泄、可外引；如脓成则自可穿溃而出矣。苦瓜者，凉可清、苦可泄，其汁自是最佳调媒也。黎氏灵妙，叫人击节。

（2）真武汤加味外敷阴疽

房雇工，匆一日，不能行动。其左膝之后，结一大疽，敷药无效。余曰："此系大症。"怜其贫，赠以真武，加大温之药研末，以葱姜汁煎敷之。数日，气化脓尽而平复矣。

读说

"结一大疽，敷药无效。"疽，多阴性。常医敷药，多清凉解毒之品。敷药无效，亦印证为阴疽也；结于下肢膝后，其机多为阳虚寒凝于局部，荣气不通，滞腐成疽。治之，可内服调体，可外敷治病。于经方而言，真武温阳消阴，乃对机之方。如研末外敷，可则可矣，恐无穿透之力。黎氏"以葱姜汁煎敷之"，则借葱汁、姜汁辛温通透之性以穿引其功，允为妙法矣，故有"气化脓尽而平复"之效。如以时方治之，则阳和汤当最为恰宜耳。

黎氏怜贫赠药，尽显慈悲心肠。慈悲心肠方是大医之质。

（3）上搭手

吴涌冯某小孩，贫极。生阴疮在背项之下，大如鸭蛋，浮肿无头，皮色不变，余断为阴疽——上搭手也。以三生料加玉桂、北细辛等为散，煎敷，稍愈。

讵其父母为旁人所惑，杂以他医，疽穿，痛甚。复来求余。嘱仍用前药外敷，而内服真武加味，数剂而愈。

读说

疮生于背，手举弯肘可搭及，故名上搭手。生疮"大如鸭蛋，浮肿无头，皮色不变"，则定为阴疽，而非阳疮。阳疮者，红肿热痛，有头而尖者也。阴疽生于背者，则多阴结寒实之证。黎氏以三生料（即《太平惠民和剂局方》之三生饮：生天南星、生川乌、生附子、木香）加肉桂、北细辛等为散而煎敷者，此皆大辛大热、气刚力锐之品，加之味香透窜之引，可从腠理入皮下病灶而激阳、逐阴、荡寒、化痰、催瘠以消阴疽也。"杂以他医"而"疽穿、痛甚"者，阳气伤泄而阴结寒实未化。此必内外同治，阳壮方可消阴，阳托方可散寒。黎氏遂上药外敷而复内服真武以温阳化阴，法对方宜，数剂而愈，自非虚报。

三案一阳疮两阴疽，两阴疽一上一下、一阴实一阳虚。黎氏圆机活法，自出机杼，法非一法，方各有方，而效佳不二；垫其底者，自是其学验俱丰、慈悲心肠耳！

43. 单鹅风

吉元坊谭富缘之姑，患鹅喉，适余至。谭以能否治鹅喉为问，余额之。

其症已得之数日，口不能开，时日暮，斜阳掩映，略于口微启中，见喉疮红甚，大如李；以其充塞喉间，物不下咽，已两三日。此盖足少阴肾、足太阴脾、足厥阴肝，三阴热邪蕴结而成。虽喉以下，全身无恙，然而病在险要之地，非急攻不可。第若攻之，必有大痛。家人曰："求生耳，何惜片刻之痛耶？"乃以长沙成法甘草桔梗汤，再加入银花、丝瓜络等，入胆矾二分化服。预计药至疮穿，脓血流出而愈。服之痛甚，旋吐脓血盈碗，可以开口言语矣。时药仅服其半，适所请滩圩之西医至。富缘劝其将前药服尽，伊惧痛，坚不肯服。富缘乃伪称为西医之药散，价值甚贵，伊始服之。服后竟未呕，盖呕尽，自然不复呕也。由是不再服药，病已痊愈。余见治鹅喉者，动须一月半月之久，皆由未得法耳。

读说

鹅喉，即喉蛾，亦称乳蛾。乳蛾者，咽喉两侧喉核（即腭扁桃体）肿大，形似乳头，状如蚕蛾，故名乳蛾。其发生于一侧者，名单乳蛾；发生于双侧者，名双乳蛾。其名最早见于《儒门事亲》，言："单乳蛾，双乳蛾……结薄于喉之两侧旁，近处肿作，因其形似，是为乳蛾。一为单，二为双也。"

凡发病于急起，喉核红肿疼痛者，称为急乳蛾；如急乳蛾化脓溃烂者，名烂乳蛾；急乳蛾肿甚充斥咽喉而饮食不下、语声不出者，则为喉痹；因急乳蛾反复发作，经久不愈，喉核肿而不红、咽部不适者，称为慢乳蛾；如慢乳蛾发硬者，则名石蛾。

本病类似于西医之谓急慢性、化脓性或非化脓性扁桃体炎、扁桃体肿大者。

乳蛾之起，多由内外之共因。外因者，风热或风寒上侵肺卫也。内因者，素有内火也，如平素辛辣煎炒、醇酒香烟，素体肺胃壅热；或平素劳体劳心、房劳酒色，或热病后期，致脏腑（尤其肺心胃肾）阴津亏耗而隐有虚火上扰之势耳。如外侵风热和内生邪火同气相引，或内火上扰复加风寒外束，薄结或凝遏于肺系之喉核，并气郁痰生，遂成乳蛾焉。临床少有单纯风热邪毒外袭肺卫而自薄于喉核所成者，然确有仅为内生热毒或阴亏火炎上攻喉核、蒸津为痰而患者。

乳蛾之患，以所系脏腑言，除肺胃外，尚涉心肝脾肾及三焦等（皆以经脉和咽喉相联络）；然有虚实之分，虚者阴亏火炎，实者热毒上攻。

上述皆乳蛾之阳证，其中外邪壅结者多实；内火攻冲者，有实有虚；尚存外邪内毒（实热）相结、外邪内亏（虚火）相合之候；亦有热毒壅结于上而阳亏虚寒于下者。其治则，一言以蔽之，乃四诊合参、知犯何逆、随机治之；然总不离清散养透之治耳。

乳蛾之阴者何所由哉？一来由阳证误治而来，如不知辛散养透，唯一味大寒大苦，则寒凝肿内而闭于肿外致乳蛾反成阴结之态，清泄攻伐太过又致脏阳反伤而无煦化之力，如此乳蛾虽肿而不红，然更不易消，而成阴慢之证矣；二来，因失治而经久不愈，乳蛾内热毒渐耗而有形痰瘀不化、喉络不通，遂成乳蛾之阴证甚而石蛾也。然阴乳蛾于复感外邪或内火复攻之下，又可转为急性阳候焉。临床上，阴阳之间如此反复转化者，不为少矣。阴证之治疗，自是以温化为主也。

于时方而言，乳蛾阳证属热毒壅结者，可选用银翘散、四妙勇安汤、消瘰丸、五味消毒饮、普济消毒饮、仙方活命饮等合化加减治之。属阴亏火炎者，可选用沙参麦冬汤、百合固金汤、知柏地黄汤、局方甘露饮等加减。阴证者，可用阳和汤为基方；石蛾者，可用海藻玉壶汤加减。

于《伤寒论》中，仲师以咽痛生疮之证归于少阴病，乃由少阴心肾其脏其经其络之阳毒、之阴结、之阴亏所致耳。

《伤寒论》310 条云："少阴病，下利，咽痛，胸满，心烦，猪肤汤主之。"此条所云咽痛以及胸满、心烦皆乃心肾阴亏，虚火上冲所致；而下利者，本肾虚不固致之，利久复伤阴液而成阴亏虚热之证矣。猪皮合白蜜可滋心肾肺之阴、清少阴浮火，生津润燥除烦；白米粉炒香温脾养胃而止下利。不过，此方当下由于不便而较少运用。

312 条云："少阴病，咽中伤，生疮，不能语言，声不出者，苦酒汤主之。"此条所云极类于热毒酿痰、遏结咽络、壅腐成疮而难以饮食语言之喉痹也。方中生半夏涤痰化结而开喉启痹；鸡子白甘寒清热生津、润燥止痛、滑利通痹；苦酒即米醋，味苦酸，酸苦涌泄，降火毒，消疮肿，敛疮面，化瘀止痛，合半夏而化痰散结力强。本方服法为"少少含咽之"，令药汁先于咽喉处充分浸润，如此则先于局部充分发挥清化解毒、消肿敛疮、开痹止痛之效，可谓今之口含剂之先河也。

313 条云："少阴病，咽中痛，半夏散及汤主之。"此条所云"咽中痛"则为阴结寒痹所致也。方以半夏、桂枝辛温通阳、化痰开结，炙草甘缓止痛，护胃，又和二药之温燥，亦"少少咽之"。生半夏有毒，不当散服。

311 条云："少阴病，二三日，咽痛者，可与甘草汤；不差，与桔梗汤。"此条所云"咽痛者"，乃邪热初结咽喉、壅毒不甚而身无重候者也。一味生甘草清热解毒、缓急止痛可也；如邪热郁结较甚，就不是一味甘草所能对待，则宜桔梗汤即甘草汤加桔梗治之。桔梗辛开苦泄，先宣后肃，一品而具双相，于此宣肺透热、开结利咽而止痛，配生甘草则相得益彰，于宣散中有清解，则热散郁开而咽结自消矣（纵观仲师治少阴热壅咽伤喉结之患，从不以寒物清凉用事者，唯恐寒凝热郁毒结尤甚，且又反伤脏阳矣）。毫无疑问，如乳蛾咽痛属邪热郁结咽喉者，桔梗汤乃最为对机的恰之治。说及于此，当回归于案中矣。

案中此患乳蛾"已得之数日，口不能开……见喉疮红甚，大如李；以其充塞喉间，物不下咽，已两三日。"此患则显为312条苦酒汤证，何黎氏不以苦酒汤而以桔梗汤治之欤？于热毒壅盛成疮之证，"病在险要之地"且成喉痹之状，桔梗汤虽为对机之方，但显有病重药轻之虞矣。忖度黎氏以苦酒汤得之不易、制之不便，因以桔梗汤加化痰破结、斩关夺隘之胆矾，清热解毒、消痈通络之银花、丝瓜络，则开结破疮通络之力顿增，而尤甚于苦酒汤矣。"预计药至疮穿，脓血流出而愈。服之痛甚，旋吐脓血盈碗，可以开口言语"者，病理之中、意料中事，亦证乳蛾已热腐成脓耳（疮破前，脉两寸必浮滑躁急小洪，乃成脓之候耳），更见黎氏断势之准、攻治之速、方药之宜、变通之能矣。而"治鹅喉者，动须一月半月之久，皆由未得法"者，当指急性阳证而言；于此立竿见影，自非诳语，唯握机得法者为之。至于黎氏认为"此盖足少阴肾、足太阴脾、足厥阴肝，三阴热邪蕴结而成"者，则未为确也。

此外，于经方中，如乳蛾属少阴寒痹者，可以麻黄附子细辛汤加味治疗；属时气或疫气之阴阳毒盛者，可以升麻鳖甲汤化裁治之；属上热毒下虚寒者，可以麻黄升麻汤加减治之。读者当精心习悟，恕不赘述。

案中"时日暮，斜阳掩映，略于口微启中，见喉疮红甚，大如李"之文，虽叙病之言，然修辞生动、精准、传神，色彩浓淡远近掩映，节奏气韵连贯绵密，颇富诗意文采也！

44. 腰脚挛痛

陈村五截桥内余某，以果园为业。其妻患腰痛，脚拘急，痛甚，筋脉抽搐。余某背负之而出，延余调治。予断为风湿病候之剧者。证由风湿相搏，以甘草附子汤大剂，日夜各一。后以真武加入桂枝、北细辛，十余剂而愈。

读说

不赘言，参1案和36案之有关说评可也。唯"以甘草附子汤大剂，日夜各一"者，急则治其标，且强敌扎营未稳，故宜劲旅一鼓作气，歼敌于迅雷不及掩耳也。因病耗药攻，既大邪减、拘痛缓，则定为邪衰而阳亏之体，故后以真武加入桂枝、北细辛温阳化湿、搜寒散余邪。其中桂枝、芍药，又壮营卫、强阴阳以为复本之策也。

45. 遗精之乌梅丸证

　　陈村李某之子，因余诊其婶之蛊证，而来附诊。年二十余，赣如儿童，瘦骨柴立。余问其有何病苦？答曰："我漏！"余曰："何所谓漏？"伊指其下部曰："此处漏。"余曰："是遗精乎？起于何时？"曰："数月矣。"曰："每月遗几次？"曰："四十余次。"余曰："无怪乎形容枯槁，有如是也！"唯是双目红筋缠绕，舌焦唇红，喉痛，上颚烂，口烂，一派虚火上炎之象。余订以乌梅丸料。育之曰："此方时医见之，必不选成。"

　　后果有知其事者，谓此剂作汤成，适乃父归，闻而取药泻诸地。彼李某者，盖训蒙而混充医者也。次日，其婶复邀诊，李某子复与焉。余曰："不服我药，何再诊为？"伊始告曰："昨日之不服乌梅剂者，因已服羚羊、犀角、芩、连之大凉药也。先生断我证为虚火，宜乎愈食凉药而愈漏也。恩先生有以救我。"余以前方加减，连服二十余剂。上部之虚火，已渐而降；全身之精血，已渐而生。凡一切锁精补气补血之品，从未犯过笔端；然累月遗精之孱弱，竟收效于兼旬之内。吁，此用乌梅丸之变化也。且此方乍视之，似与遗精无涉，而不知其窍妙，在于直穷肝肾之源！噫，彼证之奇者，医方亦随之而奇已！

读说

先看我谈乌梅丸的一篇文章——《厥阴病乌梅丸方证和方义、方治的一些本质问题》：

有必要谈谈厥阴病乌梅丸方证和方义的一些本质问题。这还需从伤寒"六经"和六经病证的本质概念说起。

伤寒"六经"到底是什么？窃以为，乃机体六个层次的"功能态"（而非"结构态"）而已。此"功能态"中既包含脏腑、经络之能态，而又涵"六气"（太阳、阳明、少阳、太阴、少阴、厥阴）气化之能态，多维立体而互有联系。六个功能态无病时以生理状态运行，个体于通常状态下是感觉不到的；而有病时则分别以病理状态存在，即表现为六经病之证候。

那么，六经病证的实质是什么？窃以为，就是上述六个层次"立体功能态"的病理状态，是既相互独立又有联系的六类系统性病证；每类病证既可因外感引发，又可因内伤导致，既包含本属脏腑经络或本气气化的病理表现，又可波及其他相关脏腑及部位（如厥阴病又可波及心和胃肠）；各个系统病证之间因个体不同而无一定的传变顺序，但于特定个体又有传变规律。

那么，厥阴经的本质又是什么？厥阴者，肝与心包也；厥阴者，两阴交尽也。厥阴为罢极之本，阴尽阳生（复），虽为阴脏（腑），然皆内寓相火（生生之气），阴中涵阳，阳敷阴濡，体阴用阳，互为生生，互为抱负，方是一团生理和气，此乃厥阴本质。

如病至厥阴，则平衡打破，阴阳失和，邪正交争，而成寒热虚实错杂、阴阳不相接续之证。此乃厥阴病特点。那么，伤寒厥阴病乌梅丸证的本质机转是什么？

要明白这个问题，需要从《伤寒论·厥阴病篇》中的三段条文入手，这三段条文分别是：

326条云："厥阴之为病，消渴，气上撞心，心中疼热，饥而不欲食，食则吐蛔，下之利不止。"

337条云："凡厥者，阴阳气不相顺接，便为厥。厥者，手足逆冷者是也。"

338条云："伤寒，脉微而厥，至七八日，肤冷，其人躁无暂安时者，此为脏厥，非蛔厥也。蛔厥者，其人当吐蛔。今病者静，而复时烦者，此为脏寒。蛔上入其膈，故烦，须臾复止，得食而呕，又烦者，蛔闻食臭出，其人常自吐蛔。蛔厥者，乌梅丸主之。又主下利。"

326条是厥阴病提纲，点明了厥阴病的一些普遍证候，如消渴、气上冲心、心中疼热、吐蛔、下利等。需要指出的是，于厥阴病而言，这些证候并非皆绝对出现，亦并非皆同时出现，而有时会在共同病机背景下以其他形式表现出来。尤其是吐蛔之症，如因蛔而痛、因蛔而厥，则定是厥阴病，如仅吐蛔而无胁脘疼痛等症者，则显非厥阴病矣。

337条指出"厥"的表现和核心病机。"厥"的主要表现是手足逆冷，而核心病机就是"阴阳气不相顺接"。但这里需要指出的是，"厥"是厥阴病之重证，然不一定是厥阴病的必见之候，有者可有，有者则无，如厥阴病提纲中就未见矣；"阴阳气不相顺接"亦非唯厥阴病一家之核心病机，但凡厥者，其机则皆如此耳。然少阴之厥，乃阳微阳脱而不与阴气相接，或阴盛阳微而两不相接；而厥阴之厥，一般情况下为邪结而气机阻遏致阴阳气不相顺接也。

338 条主要论述了脏厥和蛔厥在具体证候上的区别，引出了厥阴病主方乌梅丸。在这里需要指出的是，不论是脏厥还是蛔厥，皆因邪结而致阴阳气不相顺接，故皆为厥阴病之属。唯脏厥者，乃阴寒结于内脏而致阴阳不接；而蛔厥者，乃因脏寒（主指胃肠有寒）复有蛔虫攻扰而致阴阳不接矣。

根据厥阴本质和厥阴病特点，结合三条经文之内涵和乌梅丸之方构，就可梳理勾勒出厥阴病乌梅丸证的本质机转是，邪气感传或直中厥阴之位，和厥阴本身之阴寒互结，又和厥阴相火及阴尽阳复之气相激相荡，而呈寒热虚实错杂、体内"阴阳气不相接续"之态，然以阴寒结滞（阴结）、寒多热少为主要病性特点。

条文中：消渴者，一来因于邪结至阴之位而气化不畅、阴气失布，二来因于郁热烁津；阴寒邪气和厥阴相火、阳复之气勃结而相激相荡，或上下不交、相火逆冲，则觉气上撞心、心中疼热、"其人躁无暂安时"；饥而不欲食者，郁热消谷则饥，脾阳本伤加之木不疏土则不欲食；病至厥阴，本有脾胃有损且木不疏土之患，下之则更伤中阳而摄运失司，故"下之利不止"。此外，寒热错杂，难分难解，常攻于下，则见久利之症；阴阳不接，内外不交，气血不通，不充于脉，不煦于外，则脉微而厥、手足逆冷或肤冷矣；邪正相激相荡而蛔不堪其扰、或蛔避肠胃之寒趋胆腑之温而上入其膈，则或烦，或气机更为闭阻以致剧痛而厥，乃为蛔厥；正气时欲驱蛔以出，故常借"蛔闻食臭出"之机而成呕吐之势，则有"食则吐蛔""得食而呕""其人常自吐蛔"之状。

但这里需要提出的是，判定厥阴病乌梅丸证的根本依据应该是该证的核心病理机转，而非唯以一定的证候来定。因为相同的病理机转于不同的患体、甚而同一患体但不同的时空状态下，会产生不同的证候；而相同的证候于不同患体、不同病证中赖以产生的病理机转也是不一样的。证候的不确定性由此可见一斑，而不考证内在病机脉络，唯以证候的拼凑来认定方证，看来不完全靠谱，起码有走偏之时矣。

乌梅丸本仲师为厥阴蛔厥之证而创设，然一方既出，即和厥阴病机之本质神合幽通，故后世即以为厥阴病之主方焉。

乌梅丸组成：乌梅三百枚，细辛六两，干姜十两，黄连十六两，当归四两，炮附子六两，蜀椒四两，桂枝六两，人参六两，黄柏六两。

方中乌梅酸入厥阴，《本经》云其："下气、除热烦满，安心，止肢体痛，偏枯不仁，死肌，去青黑痣，蚀恶肉。"可见乌梅不仅酸平和肝、生津止渴、安蛔止泻，且可开结通痹、启发生机，又可下气、除烦、安神，还可引诸药潜入厥阴之郁结，以防药邪格拒，于厥阴之病机、之证候非常的恰，作为主药主将自是当之无愧、当仁不让。

细辛、干姜、附子、蜀椒、桂枝大辛大热之队，乃仲师时常倚重之品，驱阴寒、化阴结、开阳郁、通经络、止闭痛、回厥逆，尤其细辛、蜀椒二药味辣性烈，破阴通阳之功殊胜，又有杀蛔之效，故此大队药组为此方之重，反映了仲师以破阴通阳为主的施治谋略，也证明了厥阴病机以"阴结"为病机之主要矛盾。

黄连、黄柏二黄显然是相对应的一组，寒清苦降，清郁热、降相火，针对相火郁热的一面。然此药组相对而言，较为势单力薄，表明仲师以二黄清泄相火郁热为辅，也印证了相火郁热为病机之次要矛盾也。此外，二黄苦寒之组，和前面大队辛温之部，辛开苦降，寒温相荡，相反相成，对立统一，共凑开结通郁之功。

人参、当归则显为养正之组。病至厥阴，定有正虚之机，唯程度之别。人参补益气阴，伍干姜养中气、温中阳、防木贼、保生化，乃仲师顾中培土之遣；当归养血活血，配乌梅养肝阴、补肝体、复肝用、蓄生机，为仲师扶持厥阴本经之用。人参、干姜合当归、乌梅，补益阴阳气血，一来养正气以助祛邪之力，二来预防大开大通伤及无辜，三来体现了仲师保护木土"生生之气""生生之机"之深谋远虑矣。

以米饭、白蜜甘养之品作丸，不仅养胃气、和诸药，又可作制蛔之诱饵。

具体于治蛔，本方则以酸退蛔，以辛伏蛔，以苦下蛔。

可见，乌梅丸中药对药组主要针对的是厥阴病之病机因素，而非一定的单一症状。此外，一个症状的产生，多不是单一的病理因素所致，而往往是复合因素的结果。如心烦一症，于厥阴乌梅丸证中，就不是"郁热扰神"单一因素所致，也可以是阴浊干清、阳郁不通所致，更可以是正邪相激、寒热相荡所致。故心烦非黄连一味所能消除，而黄连非唯心烦一症而设。症状的消除主要建立在方中药构、药组、药对之间协同作用而瓦解病理机转的基础之上，而绝非药症之间一对一的机械关系，如附子非唯疼痛，桂枝非唯气冲，而久利就不是黄连黄柏二味所能解决，等等。脱离方构、药组、药对的动态协同、对立统一以及病证内在的病理机转，而单独提取并论证一两味药物的单一功效，已经脱离了中医思想和方药，尤其是经方精髓矣。

由于乌梅丸入厥阴之经驱阴寒、化阴结、清郁热、降相火、开阳郁、通经络、止闭痛、回厥逆，故除蛔痛、蛔厥之证外，凡厥阴之位以及相关之处如心胸、胁下、季肋深处、膈下、脘腹、小（少）腹、会阴、冲脉血室等部、四肢宗筋汇聚之处以及头颅颠顶等处，因外感或内伤而成阴寒（伏寒）痼结、阳郁不通、阴阳不接、内外不交、气血闭（痹）阻，复加郁热由生、寒热错杂、寒热激荡、逆上攻下或肝经阴寒于下、相火浮游于上之上下不交等，而致慢性疑难痼疾，甚而癥瘕积聚癌瘤者，不论内外妇儿男，不论有无痛、厥、寒、热、烦、渴、利、吐、呕、蛔等系列症状并见，皆可以乌梅丸方化合加减以治之，临床运用非常广泛。

此外，由于厥阴乃阴尽阳生、阴极阳复之位，故为阴阖阳开、生机萌发之枢（少阳为三阳之枢，少阴为三阴之枢，而厥阴应为阴中出阳之枢，亦即阴阳之枢）。如厥阴之位阴结阳郁，则阴阳枢机不利、开阖失司、生机不畅而诸证生焉，而乌梅丸化阴结、通阳郁而调厥阴之枢、利开阖之机、畅生发之气。故有医者从阴阳开阖枢学术之角度，运用乌梅丸广泛辨治各科疾患。

至于厥阴病他证和变证：如阴结郁极而发，阳复太过，热深厥深之白虎承气之证；郁热腐败气血致痈脓、便脓血之候，阴盛而阳复无力致厥之四逆证，血虚寒厥之当归四逆证，以及郁热上蒸为咽喉痛、唾脓血又阴寒下沉为泄利不止之麻黄升麻汤证；还有厥阴阴浊上逆且犯胃之吴茱萸汤证等者，则和上述厥阴常规病机有异，宜另当别论矣。

由厥阴病乌梅丸方证和方义的本质解读，应该可以领会到经方的重要精髓之一，就是"方机对应观"，关键就是一个"机"——病机、证机、方机。举一反三，不仅乌梅丸"方和机"如此，其他经方亦如此焉。经方的方证对应，应该是方机（方构的整体功效机制）和证机的对应，而绝不是方中药品和症状罗列的对应。

经方学术理论和临床运用，不应该误入歧途。

这篇文章中有两段话尤为关键，需要提列出来：

"由于乌梅丸入厥阴之经驱阴寒、化阴结、清郁热、降相火、开阳郁、通经络、止闭痛、回厥逆，故除蛔痛、蛔厥之证外，凡厥阴之位以及相关之处如心胸、胁下、季肋深处、膈下、脘腹、小（少）腹、会阴、冲脉血室等部、四肢宗筋汇聚之处以及头颅颠顶等处，因外感或内伤而成阴寒（伏寒）痼结、阳郁不通、阴阳不接、内外不交、气血闭（痹）阻，复加郁热由生、寒热错杂、寒热激荡、逆上攻下或肝经阴寒于下、相火浮游于上之上下不交等，而致慢性疑难痼疾甚而癥瘕积聚癌瘤者，不论内外妇儿男，不论有无痛、厥、寒、热、烦、渴、利、吐、呕、蛔等系列症状并见，皆可以乌梅丸方化合加减以治之，临床运用非常广泛。

此外，由于厥阴乃阴尽阳生、阴极阳复之位，故为阴阖阳开、生机萌发之枢（少阳为三阳之枢，少阴为三阴之枢，而厥阴应为阴中出阳之枢亦即阴阳之枢），如厥阴之位阴结阳郁，则阴阳枢机不利、开阖失司、生机不畅而诸证生焉，而乌梅丸化阴结、通阳郁而调厥阴之枢、利开阖之机、畅生发之气。故有医者从阴阳开阖枢学术之角度，运用乌梅丸广泛辨治各科疾患。"

理解了有关乌梅丸如此一些本质问题，我们再说此案就比较容易入手了。

案中黎氏交代了患者遗精之甚、孱弱之状、"虚火上炎之象""愈食凉药而愈漏"之况，以及乌梅丸收效之果。至于因何而辨得乌梅丸证，盖未论及矣。

遗精，有因于下元虚损、精关不固者，有因于阴虚火（君相）旺、骚扰精室者，有因于阴寒冷结精室而精液不藏者，有因于湿饮痰瘀（或兼热或兼寒）等有形病理因素注扰精室者，有因于虚劳土软、精堤松垮者。此外，精室附于厥阴肝经并为其所主，故精室之开阖，有赖厥阴之疏敛；而肝郁既久、自救疏突，或肝阳素盛、疏泄过极，或肝经阴寒于下、相火浮游于上，则精室开阖失司，遗精之症皆在所难免矣。

此案中遗精之患，月遗四十余次，其人瘦骨柴立，形容枯槁，然"唯是双目红筋缠绕，舌焦唇红，喉痛，上颚烂，口烂，一派虚火上炎之象"。单以症状观之，此肾亏火（相火和君火）扰无疑。又"已服羚羊、犀角、芩、连之大凉药也……愈食凉药而愈漏也"。而黎氏诊为乌梅丸证，"以前方（乌梅丸）加减，连服二十余剂。上部之虚火，已渐而降；全身之精血，已渐而生。凡一切锁精补气补血之品，从未犯过笔端；然累月遗精之屡弱，竟收效于兼旬之内"。

既乌梅丸加减而收效，参合案述之症状、误治之反应，则此患遗精之机定为肝经阴寒于下而相火浮游于上，上下不交致精室开阖失司耳。案中"一派虚火上炎之象"实相火浮游于上所致，而此浮游于上之相火，实乃阴火焉。至于乌梅丸缘何而收效，余前铺垫之文已作详解，不再絮语矣。

文末黎氏叹奇之："此用乌梅丸之变化也。且此方乍视之，似与遗精无涉，而不知其窍妙，在于直穷肝肾之源！噫，彼证之奇者，医方亦随之而奇已！"看似奇，实则不奇，乃"方机对应"之妙用矣。虽黎氏未明提"方机对应"之经方思想，然其临床实践一以贯之，此正余服黎氏之学术者也。

46. 中寒呕吐

　　述圃园主人之子，患腹痛，呕不止，得食必呕，几成膈证，百药罔效，已停药十余日矣。有以余荐者——病家姑以试之，实以为无可治者也。余曰："症大可治，不过中寒，而阳虚生寒耳。治病若不识证，虽百药遍尝，安有幸中之理？"乃订附子理中汤，二剂而呕止；再加吴茱萸，胃纳进；后主以真武汤加减，而精神爽慧。总计服药二十余剂，转弱为强矣。

读说

　　仅知"患腹痛，呕不止，得食必呕"，而无其他四诊信息，则无人能辨何证何机。黎氏"乃订附子理中汤，二剂而呕止"者，则显为太阴虚寒证耳，故舌多质淡苔白、脉多沉细略弦或沉濡也。腹痛者，中土虚寒、脾络失养而拘急也；呕者，土寒运滞而脾阳不升、胃阴不降也；得食必呕者，中运呆滞而不受食也。如此，附子理中汤自是对机之治。余意，如方中再加生姜一味或姜汁兑服，温胃降逆止呕（干姜温而不走，沉稳如相，功专力宏；而生姜温而不守，遇水则宣，见逆则降，双向调节），令全方温阳理中之中升降相得、动守相宜，则于理于效尤佳矣。

　　吴萸之止呕，宜于胃浊逆泛者也。此案呕时不加吴萸止呕者，恐胃气弱乏不任吴萸味厚气烈力霸之攻；呕止而胃纳不开者，乃中阳稍复而升降稍宜，然阴浊犹碍胃也，故黎氏再加吴萸降化阴浊以开胃焉。

因为真武温阳中有和阴，泄浊中有护土，利中有宣，动中有静，实乃温而不燥、补而不滞之剂，故以真武汤善后，乃黎氏于阳亏之体或阳亏证后之定例也。

另，一个"呕不止"之太阴虚寒证，竟"几成膈证，百药罔效"，似是夸张之笔。"百药"者，言治法之众、服药之多矣。既如此，岂无一医识得"阳虚生寒"之机？岂无一法一方为对机之治哉？

附：我的经方"方机对应观"

"方证对应"是胡派伤寒学术之要点，并誉其为"辨证的尖端"。此辨证者，先辨六经（病），再辨方证（辨别属于哪个经方所主之证），要求对应点较多。为了探究经方的功效多维性、对应证机多向性，以便拓展经方的适应范围，最终使经方临床运用更加灵活机动而效果发挥最大化，余提出"方机对应"的观点。

1. 经方的"一方多法（效、证）"

所谓经方功效的多维性，就是从不同的角度、不同的视点来考察，一个经方的功效就不是单一的，而是多维的。也可以说，于经方存在一方多法、一方多效、一方多证的问题。一方数证之用，常贯穿于整个《伤寒杂病论》中，如甘草泻心汤除治心下痞外，还治狐惑病；炙甘草汤除主"伤寒脉结代，心动悸"外，还治"肺痿涎唾多"。如果把经方的功效"扳机点"比作"钥匙"的话，一个经方就有数把"钥匙"（可以称为"方钥"），可以开不同病证的"锁"。例如，大青龙汤既可治疗"表寒外束、阳气内郁、化热扰心"之"太阳中风，脉浮紧，发热恶寒，身疼痛，不汗出而烦躁者"（《伤寒论》38条），又可治疗"风湿困表、表阳郁闭"之"伤寒脉浮缓，身不疼，但重，乍有轻时，无少阴证者"（《伤寒论》39条）；桂枝汤既可以解肌和营卫以祛风解表，主治太阳中风表虚证，也可以化气助生发以育阴培阳，主治虚劳虚寒之证，还可治疗初孕而气血一时不足、脾胃运化一时无力之妊娠恶阻；小柴胡汤既可以治邪郁少阳、半表半里、枢机不利者，又可治妇人热入血室者，还可以治木郁土虚、阴阳不交、生发不畅者，如《金匮》以之治疗妇人产后血亏郁冒、孤阳上厥之证。如此者不胜枚举。

如何考究经方功效的多维性？一是于仲师"一方多用"中可以获得（这个注重经方者多知），二是可以通过不同视点、不同角度考察方中各个药物功效的多样性，再把方中药物的这些"别样"功效重新配伍组合，便可获取此方的其他重要功效点。以葛根芩连汤为例说明。葛根芩连汤于《伤寒论》本为误下致太阳表邪内陷、下合阳明湿热、正邪激荡、上迫下逼而成喘、汗、利所设；但以另一个角度考察其中药物之功效，则葛根尚有走上宣痹、通经活络之效，由此可知，葛根芩连汤尚可疏通头颈肩背部湿热阻滞经络者，此乃葛根芩连汤另一功效"扳机点"，亦即另一把"方钥"也。

2. 辨病 – 辨证 – 辨机

再说辨证，方证对应模式者多始于辨病终于辨证，然后以"证"考索获取所对应之经方。窃以为，于辨证的基础上，还应该继续辨"机"，即此证的内在病理机转或核心机要点（当然，这个"辨机"不止于六经辨证之上，还可基于其他辨证模式，如脏腑、经络、八纲辨证等）。这样一来，则不同个体的同一个"证"（此指方证之"证"），或许其内在机转不同（如同为大青龙汤证，《伤寒论》38条其核心证机是"表寒外束、阳气内郁、化热扰心"，而39条则是

"风湿困表、表阳郁闭"）。这样追究病证内在核心机转的辨证，就直入病证之本质，而尤为精准精细。比喻的话，这个病理核心机转就是病证的"锁"，也就是"证锁"。

3. 经方运用的"方机对应"

窃以为，辨证要准、要深入、要本质、要核心，须从辨病到辨证再至辨机，这样方可找到"证锁"；运用经方要活、灵、准、稳，须精心考察并熟练掌握经方内在的、多维的功效"扳机点"，亦即一个经方的多把"方钥"。运用经方最终目标要落到临床效果的最大化，就须准确找到"证锁"，而以最恰当的"方钥"去打开，此即经方运用之"方机对应"耳。例如，不管是什么病证，诸如便秘、失眠等，只要其内在病理机转即"证锁"合乎小柴胡汤中的"方钥"之一，就可以用小柴胡汤治疗。

4. 方机对应的临床优势

个人临床证明，"方机对应"乃行之有效之举。

例如，余常以葛根芩连汤加味治疗一些颈椎病、肩周炎、心脑血管病、中枢神经病等属湿热腐浊阻滞头脑、颈项、肩背部经络者，效果显著而稳健。又如厚朴七物汤乃桂枝汤去芍药合厚朴三物汤而成，于《金匮》为外疏表邪、内泄里实之表里双解方，然结合其药物组成、以另外角度研判，方中厚朴三物汤合桂枝可通阳泄满，而姜枣草安中和药，故此方如另用于阳郁而下焦滞满之证，则亦恰合机宜。曾诊一患，小腹坠胀以晚为甚，食后呃逆，便秘溲利，舌暗苔腻而根泛黄，脉滑紧。析病机"证锁"，乃下焦阳郁、邪热滞满，正合厚朴七物汤之另一把"方钥"，遂以此方去大枣加半夏、杏仁治之，患者服5剂减，而10剂愈。此案如以"方证对应"角度观之，似有不合，然其证机和此方另一内在功效点甚有通合之处，且临床效果确切，此即"方机对应"之优矣！

　　为什么在经方的运用上要如此费心？因为经方结构严谨，配伍精妙，方义合乎"自然之道"，故疗效确切而稳定，但最为重要的，是"方机对应"用经方！